MÉNOPAUSE

MODUS VIVENDI

IMPORTANT

Ce livre ne vise pas à remplacer les conseils médicaux personnalisés, mais plutôt à les compléter et à aider les patients à mieux comprendre leur problème.

Avant d'entreprendre toute forme de traitement, vous devriez toujours consulter votre médecin.

Il est également important de souligner que la médecine évolue rapidement et que certains des renseignements sur les médicaments et les traitements contenus dans ce livre pourraient rapidement devenir dépassés.

L'édition originale de cet ouvrage est parue chez Family Doctor Publications sous le titre *Understanding Menaupose & HRT*.

LES PUBLICATIONS MODUS VIVENDI INC.
55, rue Jean-Talon Ouest, 2e étage
Montréal (Québec) H2R 2W8
CANADA

www.groupemodus.com

Éditeur : Marc Alain
Design de la couverture : Gabrielle Lecomte
Infographie : Transmédia
Traduction : Germaine Adolphe

ISBN : 978-2-89523-834-8

Dépôt légal – Bibliothèque et Archives nationales du Québec, 2014
Dépôt légal – Bibliothèque et Archives Canada, 2014

Nous reconnaissons l'aide financière du gouvernement du Canada par l'entremise du Fonds du livre du Canada pour nos activités d'édition.

Gouvernement du Québec — Programme de crédit d'impôt pour l'édition de livres — Gestion SODEC

Imprimé en Chine

Table des matières

Les effets de la ménopause sur votre corps 1

Aidez-vous à vous sentir mieux 14

L'hormonothérapie substitutive (HTS) 37

Les avantages de l'HTS 48

Les risques de l'HTS 64

Les types d'HTS 79

Comment suivre une HTS 106

HTS : quand commencer et quand arrêter ... 114

HTS : effets secondaires 118

HTS : qui peut la suivre et qui ne le peut pas 127

Le contrôle des symptômes sans HTS 133

La contraception et la ménopause 140

HTS : conclusions 149

Foire aux questions 152

Glossaire 161

Index 167

Vos pages 180

L'auteur

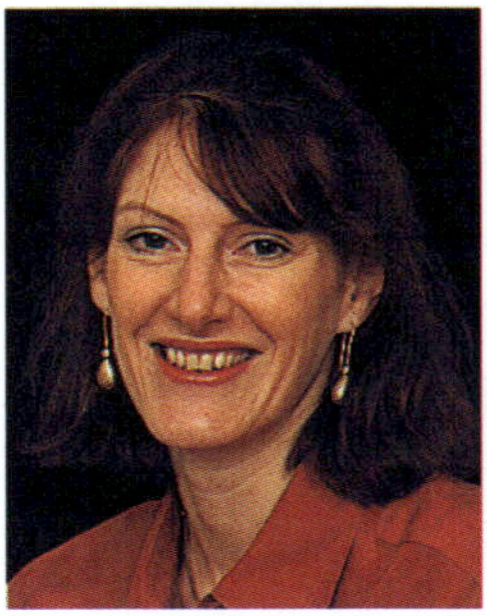

D^{re} Anne MacGregor travaille en médecine reproductrice et santé sexuelle à l'hôpital St. Bartholomew. Elle est médecin enseignant pour la Family Planning and Reproductive Medicine. Elle est également directrice de la recherche clinique à la City of London Migraine Clinic.

Les effets de la ménopause sur votre corps

Qu'est-ce que la ménopause ?

Le mot « ménopause » fait essentiellement référence à l'arrêt définitif des règles chez la femme. La ménopause survient habituellement vers l'âge de 51 ans et marque la fin de la période de fécondité de la femme. Le « retour d'âge » ou « climatère » est l'étape d'adaptation du corps avant, pendant et après la ménopause. Cette transition s'accompagne de changements hormonaux et de symptômes pendant les années précédant les dernières règles et les années subséquentes. On estime que 80 pour cent des femmes de 54 ans ont eu leurs dernières règles – on dit alors qu'elles sont postménopausées ou en postménopause.

Chez certaines femmes, la ménopause se manifeste avant l'âge de 40 ans. Il s'agit alors d'une ménopause précoce naturelle. La radiothérapie ou la chimiothérapie entrant dans le traitement de certains

Le cycle menstruel

Chaque mois, entre la puberté et la ménopause, un ovule mûr est libéré et l'endomètre (muqueuse utérine) croît en épaisseur, prêt à recevoir l'ovule fécondé. S'il n'est pas fécondé, l'ovule est évacué pendant les règles.

1. Principaux changements hormonaux durant le cycle menstruel

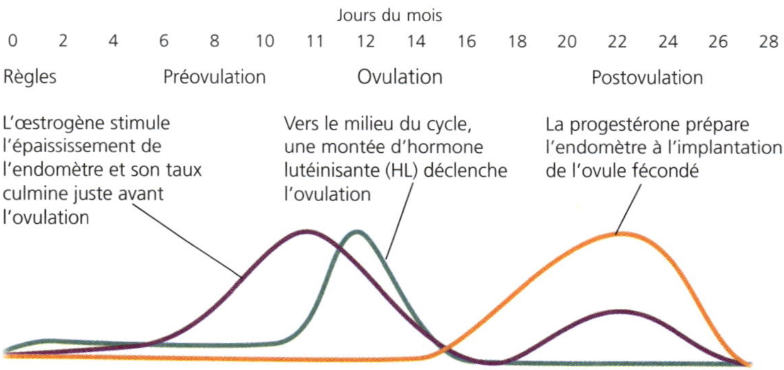

2. Modifications de l'endomètre pendant le cycle menstruel

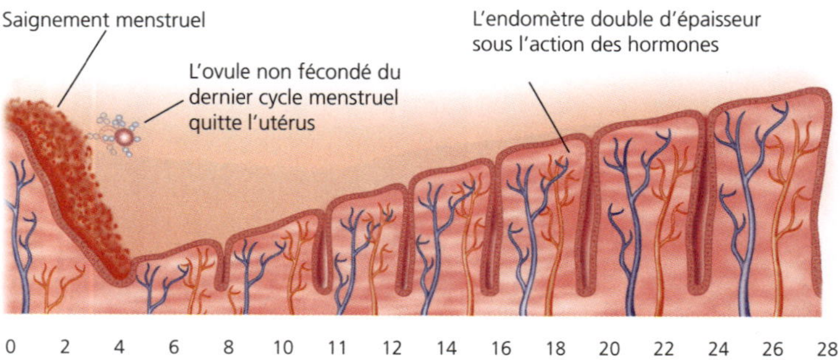

Variation des taux d'œstrogènes au cours d'une vie

Jusqu'à la ménopause, les femmes produisent des œstrogènes en quantités variables pendant un cycle de 28 jours. Toutefois, après la ménopause, la production d'œstrogènes baisse, faisant accroître les risques de fracture des os, d'attaque cérébrale et de maladie du cœur.

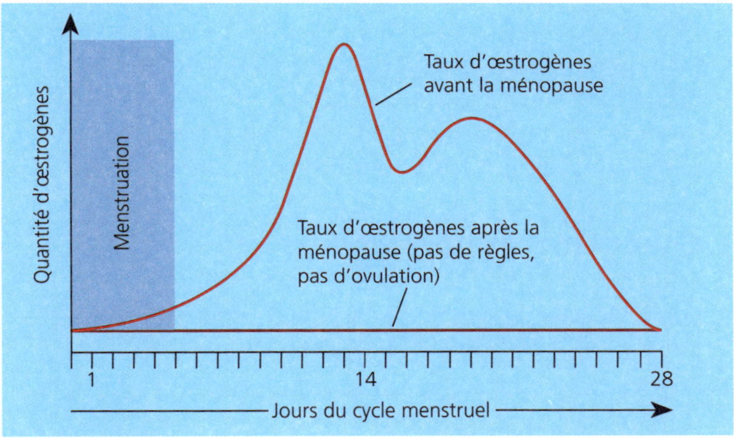

Le taux d'œstrogènes diminue graduellement vers la ménopause. Après la ménopause, les ovaires cessent de fonctionner, le taux d'œstrogènes chute et les règles disparaissent.

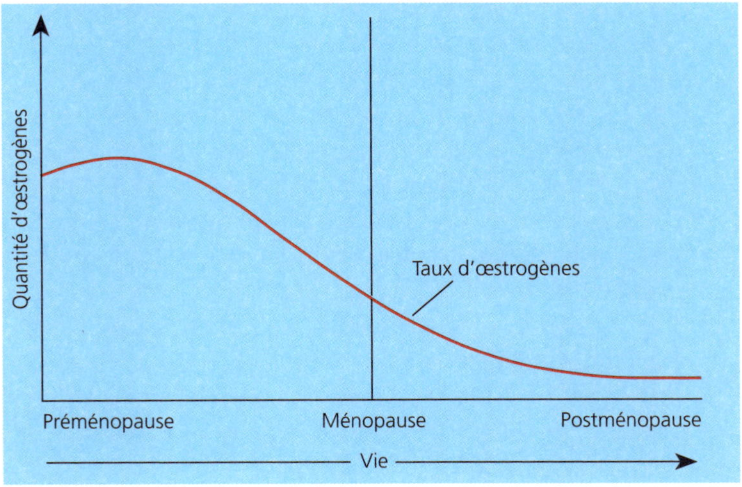

cancers ou l'ablation chirurgicale des ovaires peuvent également provoquer une ménopause prématurément. Dans ces situations, les femmes subissent des bouffées de chaleur et des suées particulièrement intenses.

Beaucoup de femmes s'adaptent aux changements sans problèmes et apprécient leur nouvelle liberté : plus de règles, surtout si ces dernières étaient douloureuses ou abondantes, et plus de craintes de grossesse non désirée. Toutefois, le changement de vie n'est pas facile pour toutes les femmes. Certaines s'en sortent bien par elles-mêmes, d'autres ont besoin d'aide médicale.

Changements hormonaux

De la puberté à la ménopause, le corps de la femme suit des cycles hormonaux – le cycle menstruel. Chaque mois, le taux d'œstrogènes, l'une des hormones féminine, s'élève au début du cycle pour stimuler la croissance d'un ovule que l'un des deux ovaires libérera au milieu du cycle. Suivant l'ovulation, une autre hormone féminine, la progestérone, favorise l'épaississement de la muqueuse utérine (endomètre) en vue d'une grossesse éventuelle. S'il n'est pas fécondé par un spermatozoïde, l'ovule meurt et quitte le corps pendant les règles qui sont formées par l'élimination de la muqueuse utérine.

Dans les années précédant la ménopause, les ovaires perdent de leur efficacité, entraînant des règles irrégulières et souvent abondantes. Ils arrêtent finalement de fonctionner et ne libèrent plus d'ovules, ce qui met fin aux menstruations. En même temps, le cycle hormonal mensuel se dérègle. Le taux sanguin d'œstrogènes fluctue – un taux bas cause des bouffées de chaleur, des sueurs nocturnes et de nombreux autres symptômes.

Symptômes de la ménopause

La plupart des symptômes de la ménopause sont étroitement liés au taux fluctuant d'œstrogènes. Des moyens possibles de soulager ces symptômes sont discutés dans le chapitre débutant à la page 14.

Règles irrégulières

Les règles irrégulières sont habituellement le signe précurseur de la ménopause. La production erratique d'œstrogène et de progestérone cause un dérèglement du cycle menstruel. Au début, le cycle raccourcit de 28 jours à 21-25 jours. Il s'allonge plus tard, avec des absences occasionnelles de règles. Les règles elles-mêmes subissent des changements, pouvant être abondantes et durer plus longtemps que d'habitude ou inversement. Un ovule est libéré dans très peu de cas, ce qui diminue la fécondité. Un ovule est parfois libéré spontanément à la suite d'une ménopause apparente. Il faut donc continuer à utiliser un moyen de contraception pendant un an ou deux après les dernières règles.

Bouffées de chaleur et sueurs nocturnes

Les bouffées de chaleur et les sueurs nocturnes sont des symptômes caractéristiques de la ménopause et touchent environ 75 pour cent des femmes.

Les bouffées de chaleur surviennent souvent vers l'âge de 47 ou 48 ans et persistent généralement pendant trois ou quatre ans. Dans les premières phases de la ménopause, elles peuvent ne se manifester que dans la semaine précédant les règles, lorsque le taux d'œstrogènes est naturellement bas. Dans les phases suivantes, le taux d'œstrogènes finit par fluctuer tout au long du cycle, d'où la survenue de bouffées de chaleur à n'importe quel moment. L'incidence des

Symptômes de la ménopause

Il y a de nombreux symptômes associés à la ménopause, principalement attribuables aux fluctuations du taux d'œstrogènes dans le corps. Heureusement, la plupart des femmes ne souffrent pas de tous les symptômes.

- Anxiété
- Problème de peau et de cheveux
- Dépression
- Troubles du sommeil
- Sécheresse vaginale
- Fatigue
- Maux de tête
- Bouffées de chaleur et sueurs nocturnes
- Règles irrégulières
- Troubles de l'humeur
- Douleurs articulaires et musculaires
- Perte de libido
- Rapports sexuels douloureux
- Palpitations du cœur
- Problème de concentration
- Problème de mémoire
- Problèmes urinaires

bouffées atteint son point culminant dans les premières années qui suivent les dernières règles et décroît avec le temps.

Chez certaines femmes, les bouffées commencent plus tôt, à la fin de la trentaine ou au début de la quarantaine. Elles peuvent durer pendant cinq à dix ans; chez 25 pour cent des femmes, les bouffées durent plus de cinq ans. Selon une étude suédoise, environ neuf pour cent des femmes de 72 ans ont encore des bouffées de chaleur.

Beaucoup de femmes peuvent sentir l'arrivée d'une bouffée de chaleur, souvent en ressentant une montée de pression dans la tête et une accélération du pouls. En quelques minutes, la bouffée se répand sur les épaules et la poitrine et atteint rapidement le cou et la tête. Les bouffées causent une sensation de malaise et de gêne. L'épisode peut durer de quelques secondes à une quinzaine de minutes et survenir plusieurs fois par jour. Vous pourriez aussi avoir des sueurs et des palpitations, vous sentir faible ou même vous évanouir. Les sueurs nocturnes peuvent être particulièrement pénibles et interrompre votre sommeil – certaines femmes se réveillent trempées de sueur, mouillant jusqu'à leurs draps.

Troubles du sommeil

Outre les sueurs nocturnes, d'autres symptômes comme l'anxiété ou la dépression sous-jacentes occasionnent aussi des troubles du sommeil. À cause de l'anxiété, vous pourriez avoir de la difficulté à vous endormir – vous vous sentez extrêmement fatiguée, mais votre esprit ne cesse de ressasser les événements de la journée ou de s'inquiéter pour l'avenir. La dépression a le plus souvent pour conséquence de provoquer un réveil hâtif – vous vous endormez sans trop de problème, mais vous vous réveillez bien trop tôt et passez des heures à vous tourner et à vous retourner dans votre lit jusqu'au moment d'en sortir.

Comme les changements hormonaux de la ménopause peuvent aggraver l'anxiété et la dépression sous-jacentes, un traitement médical spécifique pourrait être nécessaire. Vous devriez consulter votre médecin si vos troubles du sommeil perdurent alors que les autres symptômes ménopausiques sont maîtrisés.

Maux de tête

Les taux d'hormones fluctuants peuvent déclencher une migraine ou d'autres maux de tête chez les femmes qui y sont sujettes. Pendant le climatère, les femmes constatent un lien accru entre les maux de tête et leurs menstruations. Les symptômes prémenstruels, qui surviennent une semaine ou deux avant les règles, deviennent plus frappants à cette étape de la vie – les maux de tête et migraines peuvent empirer durant la semaine prémenstruelle. Les maux de tête s'atténuent habituellement lorsque les fluctuations hormonales se stabilisent après la ménopause. S'ils deviennent insupportables, votre médecin ou un spécialiste pourront vous conseiller un traitement spécifique.

Douleurs articulaires et musculaires

Il ne faut pas confondre l'arthrite et les douleurs aux poignets, aux genoux, aux chevilles et au bas du dos qui sont très fréquentes à la ménopause.

Rapports sexuels douloureux

L'œstrogène stimule la production du mucus qui garde le vagin et les autres parties génitales lubrifiés. Après la ménopause, le manque d'œstrogènes entraîne une réduction de la sécrétion de mucus. Le vagin devient plus court, moins élastique et plus sec. En plus de causer des douleurs pendant les rapports sexuels, ces changements peuvent provoquer des démangeaisons et des irritations. Toutefois, comme l'excitation sexuelle encourage la production de fluides lubrificateurs, des préliminaires prolongés peuvent prévenir le problème de rapports sexuels douloureux.

Perte de libido

Le désir sexuel diminuant fréquemment avec la ménopause, il vous faudra souvent plus de temps pour être excitée. Le bien-être général, les troubles émotionnels et les rapports sexuels douloureux influencent aussi le désir sexuel.

Problèmes urinaires

L'incontinence urinaire ou le besoin urgent d'uriner, parfois même après une miction, est un problème courant après la ménopause. Le manque d'œstrogènes occasionne un amincissement des tissus autour du col de la vessie. Les muscles qui supportent l'utérus et retiennent l'urine dans la vessie s'affaiblissent.

Tousser et courir provoquent habituellement une fuite gênante d'urine (incontinence urinaire à l'effort) affectant de 10 à 20 pour cent des femmes de plus de 60 ans et jusqu'à 40 pour cent des octogénaires. L'incontinence urinaire à l'effort touche aussi souvent les femmes à la fin de la quarantaine et pendant toute la cinquantaine.

Les infections urinaires récurrentes sont également fréquentes, car la peau autour de la vessie s'amincit et s'assèche. L'insuffisance d'œstrogènes modifie l'acidité des sécrétions vaginales, ce qui réduit la quantité de bactéries protectrices qui aidaient à combattre les infections avant la ménopause. Une sensation de brûlure pendant la miction est un signe courant d'une éventuelle infection.

Peau et cheveux secs

L'œstrogène garde la peau hydratée et stimule la pousse des cheveux, d'où l'« épanouissement » qui se produit pendant la grossesse en présence d'un taux élevé d'œstrogènes. Sans œstrogène, la peau s'assèche et perd de sa souplesse, rendant les rides plus prononcées. La pousse des cheveux ralentit, mais la perte de cheveux se poursuit au même rythme. Les cheveux se raréfient et se coiffent plus difficilement.

Yeux secs

À l'instar de la peau qui devient plus sèche après la ménopause, chez beaucoup de femmes, les yeux sont constamment secs et irrités à cause d'une production réduite de larmes.

Prise de poids

Les femmes peuvent grossir en raison d'une activité physique insuffisante, peut-être en conséquence du changement de mode de vie ou de problèmes articulaires. En vieillissant, le corps brûle l'énergie plus lentement, ce qui peut aussi mener à une prise de poids si l'on mange toujours autant sans faire davantage d'exercice. Les changements hormonaux jouent également un rôle, car l'œstrogène est responsable du maintien de la silhouette féminine; après la ménopause, les kilos ont tendance à s'accumuler autour de la taille plutôt que sur les hanches.

Troubles de l'humeur

Un sommeil médiocre a des répercussions au cours de la journée, causant fatigue, léthargie, difficultés de concentration et dépression. Ces symptômes sont souvent très pénibles et encore plus difficiles à gérer face aux exigences du quotidien. Trouver des moyens d'améliorer son sommeil, soit en contrôlant les bouffées de chaleur, soit en traitant la dépression, peut aider à rétablir l'équilibre.

Symptômes non hormonaux

La dépression et les problèmes sexuels entourant la ménopause ne résultent pas seulement d'une chute du taux d'œstrogènes. Dans la vie d'une femme, la ménopause marque une étape parfois difficile pour

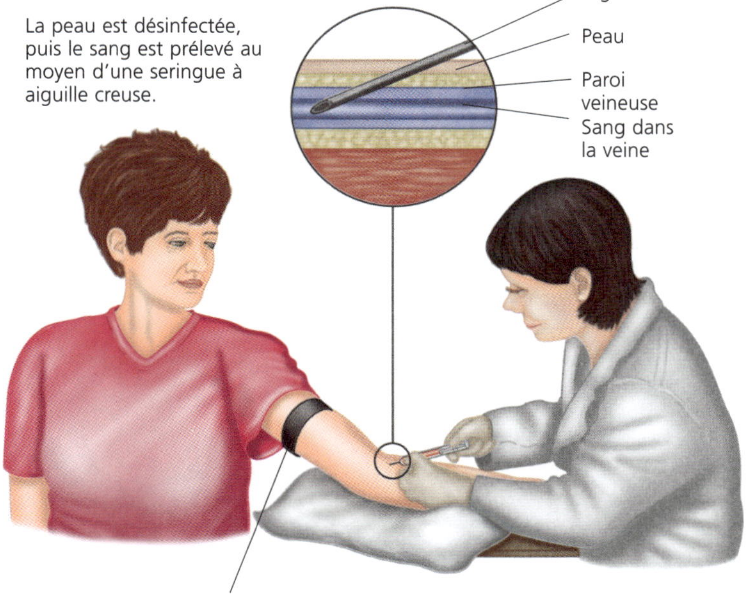

La ménopause peut être confirmée par une simple analyse de sang pour vérifier le taux d'hormones.

plusieurs raisons; elle peut coïncider avec le départ de la maison des enfants, la retraite imminente, les problèmes conjugaux, la maladie ou la mort des parents. Pour faire face à ces changements traumatisants, certaines femmes peuvent se prévaloir d'une aide professionnelle par l'entremise de leur médecin généraliste.

Diagnostic de la ménopause

Généralement, les symptômes ménopausiques constituent des preuves suffisantes pour établir le diagnostic, surtout pour les femmes autour de la cinquantaine. Si le diagnostic est incertain, par exemple dans le cas d'une ménopause exceptionnellement précoce, le diagnostic peut être confirmé par une simple analyse de sang visant à vérifier les taux d'hormones. Sauf si les règles ont complètement cessé, les prises de sang se font normalement pendant la première semaine du cycle menstruel, le premier jour du cycle étant le premier jour d'écoulement menstruel. Ces tests permettent de vérifier les taux d'hormones follicostimulante (FSH) et d'hormones lutéinisantes (LH) qui, lorsqu'une femme est en périménopause (proche de la ménopause), se situent au-dessus des valeurs normales. On effectue parfois une autre analyse de sang environ une semaine avant le début prévu des règles pour mesurer le taux de progestérones. La présence de ces hormones confirme que la femme a ovulé pendant le cycle en question. Comme les résultats de ces tests ne sont valables que pour le cycle menstruel en cours et qu'ils sont parfois biaisés par des montées normales d'hormones, il faut les analyser dans le contexte de tous les symptômes – un seul résultat normal ne suffit pas à exclure la ménopause.

Risques liés à la postménopause

La ménopause revêt une importance accrue depuis les dernières années, surtout dans les pays occidentaux. Avec une espérance de vie d'au moins 80 ans, beaucoup de femmes peuvent s'attendre à vivre leur postménopause pendant plus du tiers de leur vie.

Les symptômes de la ménopause ne sont pas critiques, mais les effets à long terme d'une carence en œstrogènes peuvent l'être. Les maladies graves liées à la vieillesse sont les maladies du cœur, les attaques cérébrales, les cancers du sein et de l'intestin, l'ostéoporose et les fractures ainsi que la démence sénile. Toutes ces maladies sont influencées par les œstrogènes, c'est pourquoi les femmes qui ont une ménopause précoce sont particulièrement à risque. Bien que ces maladies ne mènent pas toujours à la mort, elles peuvent réduire considérablement la qualité de vie des personnes concernées et de leur famille.

POINTS CLÉS

- Il y a plusieurs symptômes de la ménopause, allant de légers à graves.
- Les symptômes typiques sont les règles irrégulières, les bouffées de chaleur et les suées nocturnes.
- Les autres symptômes sont les changements d'humeur, les troubles du sommeil et la dépression.
- Le diagnostic de la ménopause est généralement fondé sur les symptômes.
- La plupart des symptômes s'estompent quelques années après l'arrêt définitif des règles.
- De nos jours, les femmes vivent plus longtemps et les effets à long terme d'une carence en œstrogènes sont de plus en plus évidents; les risques de fracture, d'attaque cérébrale et de maladie du cœur augmentent chaque année après la ménopause.

Aidez-vous à vous sentir mieux

Symptômes ménopausiques

Avant de recourir à une thérapie conventionnelle ou douce, prenez d'abord des mesures simples, surtout si vos symptômes sont relativement légers.

Bouffées de chaleur et suées

Rafraîchissez-vous. Plusieurs facteurs peuvent déclencher les bouffées de chaleur : hausse de température, consommation de mets épicés ou de boissons chaudes, telles que thé ou café. Pour ces raisons, certaines femmes gardent toujours un éventail à portée de la main et boivent des boissons froides. Choisissez des vêtements en fibres naturelles pour permettre à l'air de circuler autour de votre peau. Portez plusieurs couches de vêtements légers plutôt qu'un seul vêtement épais. Utilisez des draps et des housses de couette en coton et dormez dans une chambre fraîche et adéquatement ventilée.

Faites de l'exercice

Les femmes physiquement actives ont des bouffées de chaleur moins fréquentes et moins intenses que les femmes sédentaires.

Perdez du poids

Une masse corporelle importante (excédent de poids) prédispose à des bouffées de chaleur plus fréquentes et plus intenses.

Arrêtez de fumer

Plus une femme fume, plus elle risque d'avoir des bouffées de chaleur.

Détendez-vous

Une respiration lente et contrôlée pratiquée dès l'apparition d'une bouffée de chaleur peut en réduire l'intensité.

Troubles du sommeil

Les mesures qui s'appliquent aux bouffées de chaleur (exercice, régime et relaxation) permettent également d'améliorer le sommeil. Avant de vous coucher, évitez les aliments et breuvages stimulants, surtout l'alcool; buvez plutôt une boisson lactée. Prenez un bain tiède. Pour vous endormir, lisez un livre ou regardez la télévision, mais attention aux thrillers et autres programmes stimulants ! Gardez votre chambre fraîche et bien aérée. Si vous vous réveillez durant la nuit et n'arrivez pas à vous rendormir, levez-vous, prenez une boisson douce et lisez quelque temps. Si vous êtes fatiguée durant la journée, faites une sieste d'au plus 20 minutes; une sieste plus longue rendra votre sommeil plus difficile la nuit venue.

Règles irrégulières

Les règles deviennent plus irrégulières et souvent plus abondantes et plus douloureuses. Les problèmes mineurs peuvent être atténués par un exercice doux ou par la chaleur, mais des règles douloureuses nécessitent souvent un traitement spécifique. Si des analgésiques réguliers ne suffisent pas, demandez conseil à votre médecin. Les règles abondantes pouvant mener à l'anémie, augmentez votre ration de fer en consommant des aliments qui en sont riches, comme la viande et les épinards, ou prenez des suppléments de fer.

Maux de tête

La plupart des migraines et maux de tête résultent d'une cause sous-jacente évidente, comme un repas sauté, un manque de sommeil ou une douleur musculaire. C'est pourquoi des repas réguliers et une quantité adéquate de sommeil contribuent à réduire la fréquence des crises. Les analgésiques ordinaires ou les médicaments contre la migraine en vente libre aident à contrôler les symptômes; toutefois, veillez à suivre la posologie et prenez-les seulement quelques jours par semaine – une utilisation plus fréquente peut aggraver le problème en entraînant un phénomène de rebond. En outre, l'utilisation régulière d'analgésiques peut affaiblir la production d'endorphines, les analgésiques naturels du corps, faisant ainsi augmenter la douleur. Si des mesures simples ne viennent pas à bout de vos maux de tête, consultez un médecin capable de vous conseiller sur un traitement ou la prise de médicament pour traiter et prévenir les attaques.

Douleurs articulaires et musculaires

Les compresses, crèmes ou gels chauffants soulagent les douleurs légères, mais les analgésiques, comme le paracétamol, ou les médicaments anti-inflammatoires, comme l'aspirine ou l'ibuprofène, sont parfois nécessaires en cas de symptômes graves. Si ces produits sont inefficaces, demandez l'avis d'un médecin généraliste. Essayez des exercices doux, sans soulever de poids, tels que le vélo ou la natation. Une perte de poids peut réduire la charge sur vos articulations. Des suppléments d'huile de poisson et de la glucosamine peuvent aussi aider.

Sécheresse vaginale

Si la sécheresse vaginale est le seul problème, les gels lubrifiants vendus en pharmacie peuvent être utiles. N'utilisez jamais de vaseline ou autre produit à base de pétrole, car ils empêchent l'air de parvenir jusqu'à la peau et font augmenter les risques d'infection. Appliquez le gel généreusement sur toute la région de la vulve, surtout autour de l'ouverture du vagin. Il existe plusieurs types de lubrifiants artificiels, dont Replens et Senselle, qui s'utilisent deux ou trois fois par semaine. Ces lubrifiants enrobent l'intérieur du vagin d'un film hydratant, non hormonal, qui dure un jour ou deux, contrairement à d'autres types, tels que KY Jelly, qui doivent être appliqués juste avant les rapports sexuels.

Perte de libido

Le désir sexuel diminue naturellement au fil des ans et il faut plus de temps pour l'éveiller. En quelques secondes, une jeune femme pourrait être suffisamment excitée pour avoir des relations sexuelles avec pénétration, alors qu'une femme ménopausée pourrait avoir besoin de cinq minutes ou davantage pour atteindre ce stade. De longs préliminaires sont donc nécessaires pour permettre aux glandes de Bartholin de secréter une quantité maximale de liquide lubrifiant avant la pénétration.

Symptômes urinaires

Pour prévenir une perte d'urine involontaire, croisez simplement les jambes lorsque vous avez envie de tousser ou d'éternuer. Mangez beaucoup de fruits frais, de légumes et de fibres pour éviter la constipation qui peut causer une pression sur la vessie et l'urètre.

Renforcez les muscles du plancher pelvien

Essayez aussi de perdre du poids, car des kilos en trop ajoutent de la pression sur les muscles pelviens. Ces muscles soutiennent la vessie, le rectum et l'utérus. Ils sont affaiblis par les accouchements, puis par le manque d'œstrogènes après la ménopause. Le renforcement des muscles peut aider à réduire les pertes d'urine.

Les exercices de Kegel, d'après le nom de son inventeur, le docteur Arnold Kegel, constituent la technique la plus courante pour renforcer le plancher pelvien. Les bienfaits de ces exercices pourraient n'apparaître qu'au bout de quelques mois. Faites-les n'importe quand – en conduisant, en faisant des travaux ménagers, en parlant au téléphone.

En position assise, les genoux légèrement écartés, imaginez que vous essayez de retenir des gaz dans votre rectum. Pour ce faire, vous devez serrer les muscles autour du rectum. Contractez et soulevez ces muscles comme si vous aviez réellement des gaz : vous devriez être capable de sentir les muscles bouger et la peau se serrer autour de votre anus. Vos jambes et vos fesses ne devraient pas bouger du tout.

Renforcement du contrôle de la vessie

1. Les exercices du plancher pelvien consistent à contracter consciemment les muscles qui soutiennent l'utérus, les intestins et la vessie, afin d'en améliorer le tonus. Le renforcement des muscles contribue au bon contrôle de la vessie et peut aider à réduire l'incontinence.

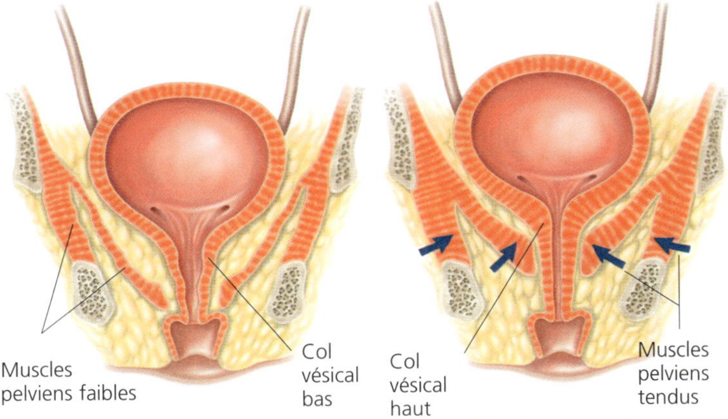

Muscles relâchés

Muscles contractés

2. Pour retenir un cône lesté en plastique dans le vagin, les muscles pelviens se contractent, ce qui peut contribuer à renforcer les muscles qui contrôlent la vessie.

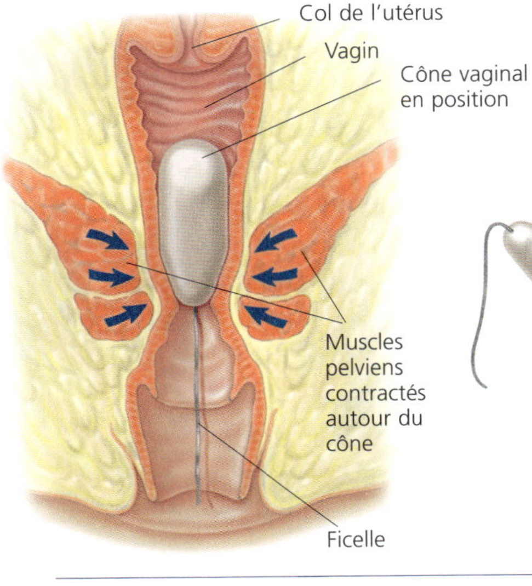

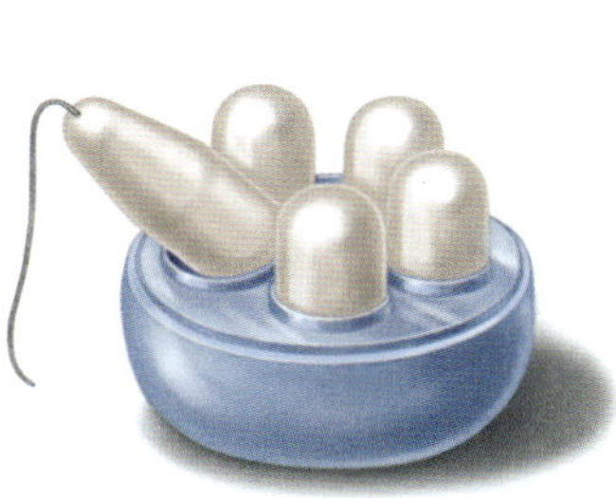

Ensemble de cônes vaginaux

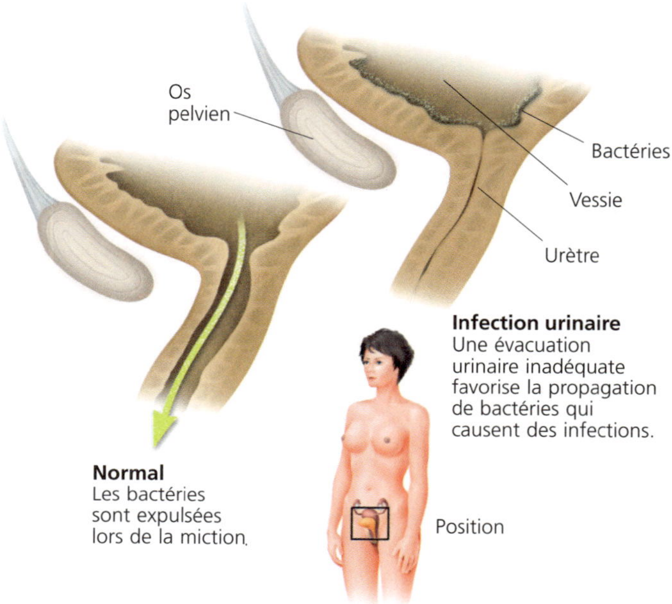

Infection urinaire
Une évacuation urinaire inadéquate favorise la propagation de bactéries qui causent des infections.

Normal
Les bactéries sont expulsées lors de la miction.

Habituellement, les infections ne se répandent pas dans le système urinaire, car les bactéries sont constamment évacuées par les urines; le système immunitaire est généralement capable de se charger des quelques bactéries restantes.

Imaginez ensuite que vous êtes assise sur le bol de toilette, en train d'uriner. Imaginez que vous essayez d'arrêter le jet urinaire. Maintenez les muscles en contraction pendant au moins cinq secondes, si vous le pouvez, puis relâchez-les. Répétez l'exercice au moins cinq fois.

Maintenant, remontez les muscles rapidement en les contractant fermement. Répétez l'exercice au moins cinq fois. Faites ces exercices, cinq lents et cinq rapides, au moins dix fois par jour.

Un petit cône lesté en plastique inséré dans le vagin contribue à renforcer les bons muscles, car les muscles du plancher pelvien doivent êtres contractés pour empêcher le cône de tomber. Les cônes sont vendus en pharmacie dans une variété de poids.

Si ces exercices vous semblent difficiles ou inefficaces, votre médecin peut vous aider ou vous envoyer en consultation chez un conseiller en incontinence.

Infections urinaires

Ne limitez pas la quantité de liquides que vous buvez. Moins vous buvez, moins les bactéries nocives ont de chances d'être évacuées par les urines, et plus vous êtes exposée aux cystites. En revanche, cessez de boire du café, du thé fort et d'autres boissons riches en caféine, comme les colas, qui stimulent les muscles de la vessie.

La cystite peut se soigner par un traitement pharmaceutique contenant du citrate de sodium qui rend l'urine moins acide. Du jus de canneberge ou de l'eau additionnée d'une cuillerée à thé de bicarbonate de soude contribuent aussi à réduire l'acidité de l'urine. Si vos symptômes ne s'atténuent pas après un jour ou deux, consultez votre médecin car vous avez peut-être une infection requérant l'usage d'antibiotiques.

Peau et cheveux secs

Optez pour une coupe simple, facile à entretenir, et utilisez un après-shampooing pour empêcher vos cheveux de s'assécher. Si vous êtes dehors, au soleil, utilisez une crème solaire efficace et portez un chapeau. Si vous nagez régulièrement, portez un bonnet de bain et enduisez-vous de crème hydratante après la douche, car le chlore assèche énormément la peau et les cheveux.

Yeux secs

En entrant dans leur ménopause, les femmes éprouvent souvent des problèmes de sécheresse des yeux. Les larmes artificielles vendues en pharmacie procurent un soulagement pour beaucoup d'entre elles. Une variété de produits chimiques entrent dans la composition des larmes artificielles : hypromellose, hydroxyethylcellulose, huile de paraffine ou solution saline. Les larmes sans agent de conservation sont les plus apaisantes. Évitez les produits qui blanchissent les yeux; ils n'ont pas les qualités lubrifiantes adéquates et aggravent souvent le problème. De simples gestes posés au quotidien peuvent atténuer considérablement l'irritation causée par les yeux secs; par exemple, boire huit à dix verres d'eau chaque jour pour maintenir le corps hydraté. Faites un effort conscient de cligner les yeux fréquemment, surtout quand vous lisez, travaillez à l'ordinateur ou regardez la télévision. Évitez de frotter vos yeux, car cela ne fait qu'aggraver l'irritation.

Si des remèdes simples sont inefficaces, voyez un médecin. La sécheresse des yeux peut être causée par certains médicaments, des maladies thyroïdiennes, une carence en vitamine A ou des maladies telles que le Parkinson et le syndrome de Sjögren qui se manifeste lorsque le système immunitaire attaque les glandes qui secrètent les larmes et la salive.

Prise de poids

On a de plus en plus de raisons de croire que la prise de poids à la postménopause est le moyen que le corps utilise pour produire davantage d'œstrogènes. Après la ménopause, une certaine quantité d'œstrogènes est formée dans le tissu adipeux; ainsi, plus le corps est gras, plus il produit d'œstrogènes. Ceci pourrait expliquer pourquoi, en général, les grosses femmes ont des os plus forts que les femmes minces. Il faut évidemment un certain équilibre, compte tenu du lien existant entre l'obésité et les maladies du cœur. Ce qu'il faut retenir, c'est que, dans la plupart des cas, se maintenir en forme et adopter une alimentation saine et équilibrée permet au corps de se stabiliser à son poids naturel.

Symptômes émotionnels

Quelle femme ne s'est jamais sentie déprimée à un moment ou un autre de sa vie ? Ce sentiment survient généralement à la suite d'un événement particulier et s'estompe avec le temps. Les changements hormonaux peuvent rendre la déprime plus difficile à supporter. La relaxation, une bonne alimentation et des exercices appropriés aident à améliorer l'humeur. Limitez votre consommation de boissons fortes, car l'alcool peut aggraver la dépression. Demandez une aide médicale sans tarder; un médecin pourrait être d'un grand soutien, mais une aide psychosociale ou des médicaments pourraient aussi s'avérer nécessaires.

Prévention des maladies du cœur et de l'ostéoporose

Qu'est-ce qu'une maladie du cœur ?

Le cœur est essentiellement un muscle qui pompe et fait circuler le sang dans tout le corps. Les vaisseaux sanguins, ou les artères, alimentent le muscle cardiaque en sang. Lorsque le flux sanguin est interrompu par une obstruction dans une artère, une région du muscle cardiaque n'est plus irriguée et meurt; c'est alors que survient l'infarctus. Cette obstruction est généralement due à l'athérosclérose, une maladie en grande partie évitable. L'athérosclérose peut aussi toucher les vaisseaux sanguins du cerveau et engendrer une attaque cérébrale.

Changements au mode de vie

Les facteurs de risque de maladie du cœur peuvent être réduits en apportant de simples changements au mode de vie : perdre du poids, arrêter de fumer, modifier son alimentation et faire plus d'exercice.

Qu'est-ce que l'ostéoporose ?

L'ostéoporose est une maladie caractérisée par une fragilité des os et une augmentation du risque de fractures. Ces fractures touchent habituellement la hanche, la colonne vertébrale et le poignet.

Une fracture de la hanche peut causer un handicap prolongé ou permanent, ou même la mort. Les fractures de vertèbres peuvent aussi avoir des conséquences graves, dont une perte de poids, de violents maux de dos et une difformité.

Changements au mode de vie

Des exercices appropriés et une alimentation saine, riche en calcium, maintiennent les os solides. Toutefois, une prévention efficace de l'ostéoporose commence tôt, préférablement dès l'enfance. Pour protéger les enfants, les mesures à prendre sont l'exercice, une bonne alimentation à base d'aliments riches en calcium et une mise en garde contre les dangers du tabac.

La masse osseuse d'un adulte atteint son pic vers l'âge de 35 ans, celle d'un homme étant de 25 à 30 pour cent plus élevée que celle d'une femme, d'où le risque plus grand d'ostéoporose chez les femmes. La perte osseuse survient peu après le pic, plus tôt chez la femme que chez l'homme, et s'accélère à la ménopause.

Exercices pour le cœur et les os

On n'insistera jamais assez sur l'importance des exercices. Les études démontrent qu'une bonne forme physique abaisse le risque de contracter une maladie cardiaque même chez les personnes souffrant d'autres problèmes de santé, tels que l'hypertension et un taux élevé de cholestérol. Toutefois, pour réduire le risque au maximum, vous devriez non seulement être en forme physiquement, mais aussi éviter les autres facteurs de risque modifiables : tabagisme, hypertension et taux élevé de cholestérol dans le sang.

Il n'est jamais trop tard pour commencer à faire de l'exercice. Selon une étude, une personne de 80 ans obtient le même pourcentage d'amélioration de sa force musculaire qu'une personne de 25 ans. Si vous êtes inactive, faire n'importe quoi vaut mieux que ne rien faire du tout. Les études montrent que les gens qui ont fait peu d'exercices physiques dans leur vie sont beaucoup plus susceptibles de mourir plus jeunes que ceux qui en ont fait même modérément. L'exercice régulier est bénéfique non seulement pour le cœur et les os, mais aussi pour les muscles. En se renforçant, les muscles donnent davantage de puissance, ce qui réduit le risque de chute, et permettent d'avoir la force nécessaire pour s'agripper à quelque chose le cas échéant. Si vous prenez de l'alcool ou des médicaments, comme des tranquillisants ou des somnifères, réévaluez vos besoins car ceux-ci peuvent compromettre votre jugement et vous rendre plus susceptible de trébucher ou de faire un faux pas.

Les exercices de mise en charge renforcent les os et peuvent aussi aider à éviter les fractures. La marche est l'exercice le plus facile et le plus pratique pour renforcer le cœur et les os. Commencez par une courte

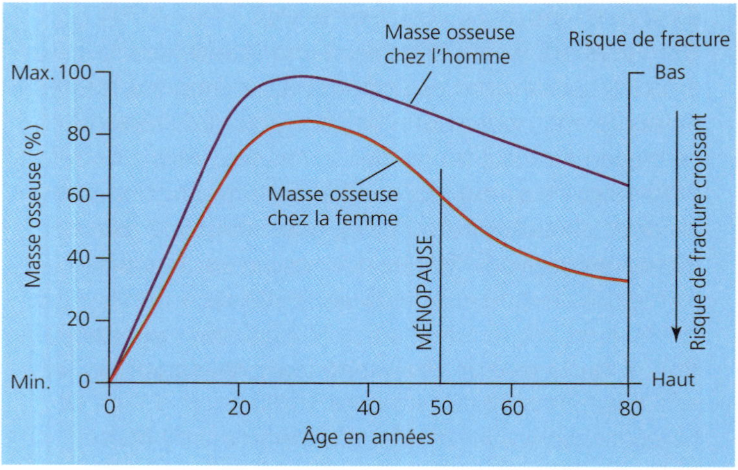

Chez l'homme et la femme, la masse osseuse atteint son pic entre 25 et 40 ans, puis commence à décroître. Chez la femme, une perte accélérée de masse osseuse survient aux environs de la ménopause.

marche et augmentez graduellement la distance. La natation n'est pas un exercice de mise en charge, car le corps est supporté par l'eau, mais elle est excellente pour le cœur et pour les personnes souffrant de problèmes d'articulation.

Il est recommandé de faire 20 à 30 minutes d'exercice trois fois par semaine. Si cette perspective vous décourage, pensez aux bienfaits que 30 minutes par jour d'activité physique peuvent vous apporter. Des activités telles que monter les escaliers, jardiner, faire des travaux ménagers (moyens à gros), danser et s'entraîner chez soi sont toutes bénéfiques. Encore une fois, faire quelque chose est toujours mieux que ne rien faire du tout.

Les gens d'âge moyen ou plus âgés qui sont inactifs et à haut risque de maladie du cœur, ou qui ont déjà une maladie quelconque, devraient consulter un médecin avant de faire des activités physiques ou de les augmenter sensiblement.

Exercice au quotidien

Les gens ne font pas d'exercice principalement par manque de temps. Pour remédier au problème, pourquoi ne pas incorporer les activités physiques dans la routine quotidienne ? Par exemple, au lieu de prendre le bus ou la voiture pour vous rendre au magasin, allez-y à pied ou à vélo; si la distance est trop grande, descendez du bus à l'arrêt précédent ou stationnez votre auto plus loin. Si vous êtes disposée à faire un exercice plus soutenu, comme du jogging, faites-le, mais prenez garde de ne pas forcer la dose au début.

Pour prévenir des blessures musculaires, commencez toujours par un échauffement et n'arrêtez jamais brusquement. Si vous n'êtes pas en forme, évitez les exercices vigoureux qui peuvent soumettre votre cœur à des efforts excessifs. Gardez à l'esprit qu'un programme d'exercice devrait être suivi à vie et non juste quelques semaines par année.

Alimentation

Œstrogènes naturels

Selon certaines études, les œstrogènes naturels présents dans de nombreuses plantes comestibles, surtout les haricots et autres légumineuses, peuvent protéger contre l'ostéoporose, les maladies du cœur et le cancer du sein. De fait, l'incidence de ces maladies est beaucoup moins élevée dans des pays comme le Japon, où les produits du soja riches en œstrogènes, tels que le tofu, font partie intégrante de l'alimentation.

Calcium

Les os contiennent du calcium. Il faut donc une alimentation saine, suffisamment riche en calcium, pour assurer le bon développement des os et le maintien de leur solidité. Les périodes de croissance augmentent évidemment les besoins, d'où la nécessité d'un apport plus grand en calcium pour les adolescents et les femmes enceintes. La quantité quotidienne recommandée pour un adulte est de 700 milligrammes (mg). Les produits laitiers tels que le lait, le fromage et le yogourt constituent les meilleures sources de calcium pouvant être facilement absorbé dans le courant sanguin. Malheureusement, la mode actuelle étant axée sur la minceur, beaucoup de femmes se privent de produits laitiers à cause de leur grande teneur en matières grasses. La solution est de continuer à consommer des produits laitiers, mais en optant pour les formes allégées – en fait, le lait écrémé contient plus de calcium que le lait entier. Les poissons en conserve, comme les sardines et le saumon, sont excellents parce que leurs arêtes amollies sont riches en calcium.

Vitamine D

Cette vitamine favorise à l'absorption du calcium. L'incidence croissante de fractures peut être attribuable à un apport insuffisant de vitamine D au cours des années. Les poissons gras, tels que le flétan, le maquereau et le saumon, sont des sources importantes de vitamine D; selon des études, deux repas de poisson gras par semaine peuvent réduire jusqu'à 20 pour cent le risque de fracture.

Sources alimentaires de calcium

Produits laitiers (portion moyenne)	Teneur en calcium (mg)	Produits non laitiers (portion moyenne)	Teneur en calcium (mg)
Lait écrémé : 190 ml	235	Tofu (à la vapeur) : 100 g	510
Lait demi-écrémé : 190 ml	231	Sardines à l'huile : (égouttées) 60 g	220
Lait entier : 190 ml	224	Figues sèches : 30 g	75
Yogourt : 140 g (5 oz)	240	Fèves au four : 120 g (4 oz)	50
Fromage édam : 30 g (1 oz)	216	1 orange :	47
Cheddar : 30 g (1 oz)	207	1 tranche de pain blanc :	28
Fromage cottage : 30 g (1 oz)	82	1 tranche de pain brun :	7

Suppléments diététiques

Les suppléments de calcium sont utiles pour compléter une alimentation déficiente, surtout au début de la vie, lorsque les os se développent. Si vous souffrez d'ostéoporose, vous devrez prendre des suppléments de calcium de façon à obtenir de 1 000 à 1 200 mg de calcium par jour. La vitamine D est aussi disponible en supplément quotidien de 400-800 UI (unités internationales) ou 10-20 µg (microgrammes); elle est souvent combinée au calcium. Toutefois, n'exagérez pas : une consommation de plus de 2 000 mg de calcium peut accroître le risque de calculs du rein et nuire à l'absorption d'autres minéraux tels que le fer.

Réduisez votre consommation d'alcool

L'alcool consommé en quantité modérée est considéré comme bénéfique pour la santé. En revanche, une consommation excessive d'alcool augmente le risque d'ostéoporose et de maladie du cœur, sans compter ses effets sur la santé générale. La densité de l'os iliaque accuse une perte allant jusqu'à 12 pour cent chez les femmes à la fin de la quarantaine qui boivent régulièrement plus de deux unités d'alcool par jour – la limite à ne pas dépasser. Une unité équivaut à un petit verre de vin, une mesure de spiritueux ou 25 cl de bière.

Qu'est-ce qu'une unité d'alcool ?

Une bouteille d'un litre de spiritueux – eau-de-vie, whisky ou gin – contient environ 40 unités d'alcool.

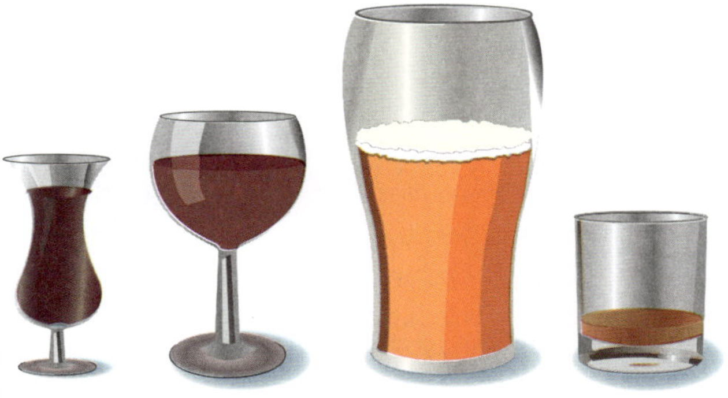

Un petit verre de xérès ou de vin fortifié — Un verre standard de vin — 25 cl de bière ou de cidre — Une mesure d'apéritif ou de spiritueux

Surveillez votre poids

L'embonpoint dû à l'âge peut aider à maintenir la densité osseuse, car les hormones produites par les glandes surrénales et les ovaires postménopausiques sont transformées en œstrogènes dans les cellules graisseuses. Cependant, il importe de garder un poids santé en raison du lien existant entre l'excès de poids et le risque accru de maladie du cœur et d'attaque cérébrale.

L'indice de masse corporelle (IMC) est une mesure utile de votre poids santé. Le calcul se fait facilement à partir du poids exprimé en kilogrammes et de la taille exprimée en mètres. L'IMC recommandé se situe entre 20 et 25. Pour calculer votre propre IMC, divisez votre poids par le carré de votre taille. Par exemple, si vous pesez 70 kg et mesurez 1,68 m, votre IMC est votre poids (70) divisé par votre taille au carré (1,68 x 1,68 = 2,82), soit 70 ÷ 2,82 = 24,8. Votre IMC est donc de 25 (voir page 32).

Arrêtez de fumer

Le tabac accroît le risque de maladie du cœur, de fracture et de cancer. Les femmes qui fument ont une ménopause un an ou deux avant les non-fumeuses.

Traitements complémentaires

Beaucoup de femmes s'inquiètent des effets des médicaments sur leur corps et tiennent à trouver d'autres moyens de contrôler leurs symptômes. L'acupuncture, l'aromathérapie, le biofeedback, la phytothérapie, l'homéopathie, l'ostéopathie, la physiothérapie et d'autres méthodes thérapeutiques peuvent être utiles, mais peu de recherches ont été faites sur leurs bienfaits et risques potentiels. Il est important de ne faire appel qu'à des thérapeutes qualifiés.

Combien devriez-vous peser ?

- L'indice de masse corporelle (IMC) est une mesure utile du poids santé.
- Trouvez votre taille en mètres et votre poids en kilogrammes.
- Calculez votre IMC de la façon suivante :

$$IMC = \frac{\text{votre poids (kg)}}{[\text{votre taille (m) x votre taille (m)}]}$$

$$\text{par exemple } 24{,}8 = \frac{70}{[1{,}68 \times 1{,}68]}$$

- Essayez de conserver votre IMC dans la fourchette de 20-25.
- Le tableau ci-dessous vous permettra de trouver rapidement votre IMC au point d'intersection de votre taille et de votre poids.

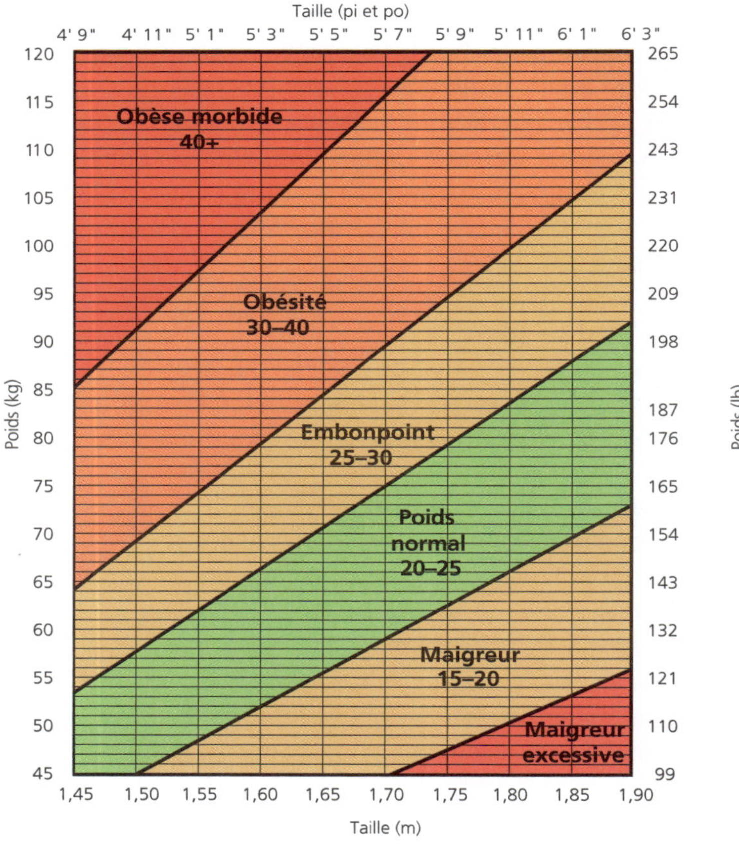

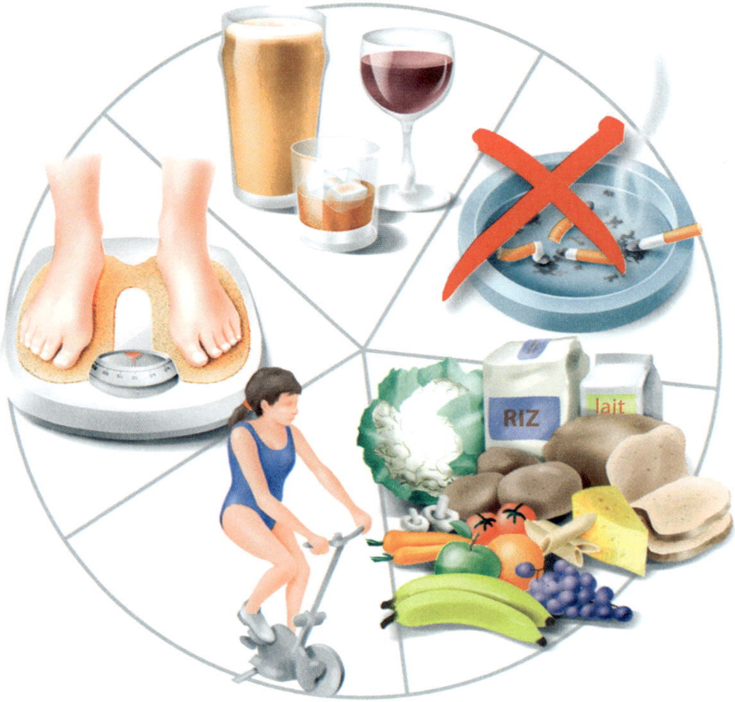

Vous pouvez considérablement améliorer votre santé à long terme en prenant de bonnes habitudes au quotidien : maintenez votre poids santé; cessez de fumer; buvez de l'alcool avec modération; mangez beaucoup de fruits, de légumes et d'aliments riches en calcium; faites de l'exercice régulièrement.

Se garder en santé

Examinez vos seins

L'auto-examen des seins est très important. Nul ne connaît mieux vos seins que vous-même. Il vous est donc beaucoup plus facile de reconnaître un changement lorsqu'il survient. Des recherches montrent que la plupart des nodules du sein sont détectés par la femme elle-même plutôt que par des programmes de dépistage de masse. De nombreux dépliants sur l'auto-examen des seins sont disponibles dans les centres médicaux et dans les pharmacies. Idéalement, les femmes devraient examiner leurs seins chaque mois, à la fin de l'écoulement menstruel; juste avant les règles, les changements hormonaux font gonfler les seins, ce qui peut rendre les nodules plus difficiles à sentir. Consultez votre médecin si vous remarquez quelque chose d'anormal ou d'inquiétant.

Des programmes de dépistage du cancer du sein sont offerts dans certains pays, invitant systématiquement les femmes de 50 ans et plus à passer une mammographie tous les deux ou trois ans – ex. : Royaume-Uni, femmes de 50 à 64 ans, tous les trois ans; Canada, femmes de 50 à 69 ans, tous les deux ans. Lorsqu'elles ont atteint l'âge limite pour bénéficier des invitations de routine, les femmes sont encouragées à passer des mammographies régulières, surtout si elles suivent une HTS.

Soyez bien informée sur les frottis

Le frottis vaginal (ou test de Papanicola ou/test Pap) est un test de dépistage qui permet de détecter les anomalies qui, si elles ne sont pas traitées, pourraient conduire au cancer du col de l'utérus. Le dépistage et le traitement immédiat de ces anomalies peuvent empêcher le développement de 80 à 90 pour cent des cancers. Au Royaume-Uni, toutes les femmes âgées de 25 à 64 ans peuvent se prévaloir d'un frottis gratuit tous les trois à cinq ans.

Si vous passez un test de dépistage du cancer tel qu'un frottis ou une mammographie, informez-vous sur le temps que cela prendra pour avoir les résultats.

Le spéculum est un instrument muni de deux lames qui, une fois ouvertes, maintiennent le conduit vaginal écarté pour voir le col de l'utérus.

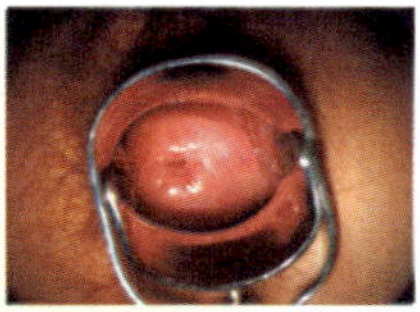

Col de l'utérus sain

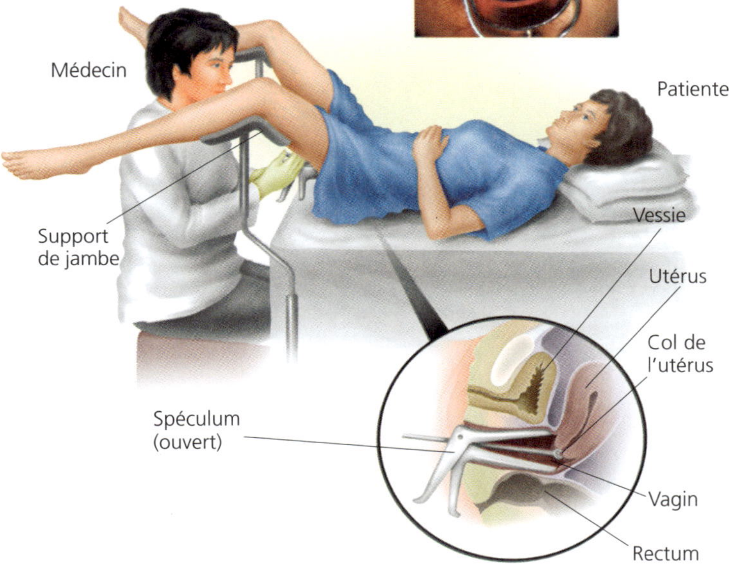

Le frottis vaginal ou test de Papanicolaou est un test de dépistage qui permet de détecter les anomalies qui, si elles ne sont pas traitées, pourraient conduire au cancer du col de l'utérus.

Si vous n'avez aucune nouvelle quelques semaines après cette date, contactez votre clinique ou votre médecin.

Consultez votre médecin en cas de :

- saignement anormal ou très abondant ou prolongé;
- changement dans votre cycle mensuel;
- saignement plus de six mois après vos dernières règles;
- saignement après des relations sexuelles;

- nouveau nodule ou changement dans les nodules existants;
- écoulement du ou des mamelons;
- changement dans la texture de la peau de vos seins – plissement, peau d'orange;
- soucis ou inquiétude concernant votre santé.

POINTS CLÉS

- Pour commencer, prenez des mesures simples et apportez des changements à votre mode de vie.
- Cessez de fumer et mangez sainement.
- Maintenez votre poids santé.
- Faites de l'exercice régulièrement.
- Buvez de l'alcool avec modération.
- Examinez vos seins régulièrement.
- Passez vos tests de dépistage du cancer (frottis et mammographie).

L'hormonothérapie substitutive (HTS)

Qu'est-ce que l'HTS ?

L'hormonothérapie substitutive (HTS) vise à remplacer les hormones ovariennes, œstrogène et progestérone, qui ne sont plus produites lorsque les ovaires cessent de fonctionner au moment de la ménopause.

Pourquoi suivre une HTS ?

L'HTS est le traitement le plus efficace contre les symptômes liés à une carence en œstrogènes. Les symptômes les plus courants sont les bouffées de chaleur et les suées nocturnes, mais beaucoup de femmes souffrent de sécheresse vaginale et de besoins fréquents et urgents d'uriner. Les femmes à risque d'ostéoporose tirent profit de l'HTS, mais elles peuvent également opter pour des traitements non hormonaux.

Depuis quand l'HTS existe-t-elle ?

Beaucoup de femmes croient à tort que l'HTS est une nouvelle thérapie. En fait, on a trouvé des écrits remontant à l'ancienne Égypte où on cherchait déjà des moyens de soulager les symptômes de la ménopause. La première ordonnance documentée pour l'HTS date de 1896, lorsqu'un gynécologue allemand a prescrit une « thérapie ovarienne » pour une jeune femme de 23 ans qui avait subi une ablation des ovaires.

Toutefois, les premiers essais d'HTS ont donné peu de résultats, du fait que les œstrogènes naturels sont mal absorbés quand ils sont pris oralement. La percée de l'HTS s'est produite dans les années 1930, à la suite du succès obtenu par des œstrogènes de synthèse. En même temps, la prise par voie orale d'« œstrogènes équins conjugués » – une combinaison de différents œstrogènes extraits d'urine de juments enceintes – s'est révélée efficace. L'HTS était née et on l'a rapidement commercialisée. Au cours des années, des progrès ont permis de produire des œstrogènes humains naturels. Au Royaume-Uni, la plupart des HTS font appel à des œstrogènes de structure impossible à distinguer de ceux secrétés par les ovaires humains.

Féminine pour toujours ?

Dans les années 1960, la popularité de l'HTS est montée en flèche avec la parution du livre *Feminine forever* de Robert Wilson. Selon l'auteur, la ménopause était une maladie liée à une carence en œstrogènes qui se devait d'être comblée pour éviter l'inévitable « décrépitude ». C'est ce qui a mené au mythe selon lequel les œstrogènes pourraient être la panacée pour enrayer tous les effets du vieillissement.

Panacée ou poison ?

Au milieu des années 1970, les médecins ont remarqué une augmentation de l'incidence du cancer de l'endomètre (muqueuse utérine) chez les femmes qui prenaient des œstrogènes. Des cellules potentiellement cancéreuses se formaient à la suite d'une croissance de l'endomètre stimulée par les œstrogènes. Heureusement, on a trouvé des moyens simples de protéger l'utérus; on a associé des progestatifs (progestérones de synthèse) aux œstrogènes. Les progestatifs s'opposent aux effets des œstrogènes sur l'endomètre, empêchant ainsi des changements cancéreux. En conséquence, on préconise maintenant une HTS par œstrogènes et progestatifs combinés (HTS combinée) aux femmes qui ont toujours leur utérus et une HTS par œstrogènes seuls aux femmes qui ont subi une hystérectomie.

Selon de nombreuses études effectuées subséquemment, l'HTS ne traitait pas seulement les symptômes de la ménopause, elle prévenait aussi les conséquences à long terme d'une carence en œstrogènes : l'ostéoporose, les infarctus et les attaques cérébrales.

On a continué à prescrire l'HTS, mais tout le monde n'était pas convaincu de ses bienfaits. Certains médecins considéraient que les effets positifs de l'HTS étaient attribuables au mode de vie sain de l'utilisatrice. Selon cette théorie, les femmes qui recourent à une HTS seraient plus enclines à s'occuper de leur santé en général, par exemple en s'abstenant de fumer, en surveillant leur alimentation et en faisant de l'exercice régulièrement. Avec ou sans HTS, ces femmes seraient donc moins à risque d'ostéoporose, de maladie du cœur et d'attaque cérébrale.

Des études plus récentes ont été effectuées pour démontrer cette hypothèse et pour évaluer l'ensemble des risques et des avantages de l'HTS. Tous les essais cliniques ont confirmé les effets bénéfiques de l'HTS sur l'ostéoporose et ont montré un risque croissant de cancer du sein associé à la durée d'utilisation d'une HTS combinée (œstrogènes-progestatifs) chez les femmes qui ont toujours leur utérus. Par contre, aucune augmentation du risque de cancer du sein n'a été constatée chez les femmes qui ont eu une hystérectomie et qui suivent une HTS par œstrogènes seuls. On a également rapporté un manque d'effet bénéfique de l'HTS sur les maladies du cœur et les attaques cérébrales.

Études récentes l'HTS

Il se passe rarement un mois sans que l'on parle de l'HTS dans les journaux. Toutefois, ce sont les risques possibles plutôt que les avantages qui apparaissent en gros titre.

À ce jour, les deux principales études sont la *Heart and Estrogen/Progestin Replacement Study* (HERS) et la *Women's Health Initiative* (WHI), qui ont été menées toutes deux aux États-Unis. Dans chaque étude, la moitié des femmes ont été choisies au hasard pour recevoir des médicaments aux hormones et l'autre moitié pour recevoir des comprimés sans ingrédient actif (placebo).

Ni les participantes ni les chercheurs ne savaient qui prenaient des hormones et qui recevaient un placebo. Les études médicales de ce type sont appelées « essais cliniques randomisés, contrôlés avec placebo, à double insu ». Ces essais sont considérés comme l'« étalon or » pour démontrer un rapport de cause à effet entre une maladie et un traitement en particulier.

En revanche, les études observationnelles peuvent être trompeuses. La *Million Women Study* en est un exemple : les résultats de cette étude britannique, selon lesquels l'HTS fait presque doubler le risque de cancer du sein, sont en contradiction avec ceux des essais cliniques contrôlés avec placebo.

L'étude HERS

L'étude HERS a été conçue pour étudier l'effet de l'HTS sur l'incidence de problèmes cardiaques récurrents chez les femmes qui ont déjà eu une maladie du cœur. L'étude a été menée auprès de 2 763 femmes postménopausées. L'âge moyen de ces femmes était de 67 ans et aucune d'entre elles n'avait subi d'hystérectomie. La moitié des femmes ont reçu des œstrogènes et des progestatifs chaque jour; l'autre moitié des femmes ont pris un placebo. L'étude a révélé que la prise d'œstrogènes et de progestatifs pendant une durée allant jusqu'à quatre ans n'empêchait pas la survenue de nouveaux infarctus ou la mort due à une maladie du cœur antérieure, et ce, malgré un effet positif de l'HTS sur le cholestérol.

Au cours de la première année de l'étude, l'incidence de problèmes cardiaques était plus élevée dans le groupe traité que dans le groupe placebo. Cependant, après deux ans et plus, le groupe traité a eu moins de problèmes cardiaques. Cette observation a mené les chercheurs à conclure que les femmes ne devraient pas commencer une HTS dans le but de prévenir des problèmes cardiaques. Toutefois, ils ont indiqué que la poursuite de l'HTS pourrait être appropriée dans le cas d'une femme qui contracte une maladie cardiaque alors qu'elle suit déjà la thérapie, en raison des bienfaits possibles d'un traitement à plus long terme.

L'étude WHI

Menée aux États-Unis sous l'égide des NIH (National Institutes of Health), la WHI comportait un ensemble d'essais cliniques et une étude observationnelle. Elle avait pour objectif d'évaluer les risques et les avantages de l'hormonothérapie, ainsi que les effets des modifications alimentaires et des suppléments de calcium et de vitamine D, sur les maladies du cœur, les fractures des os et les cancers du sein et colorectal chez les femmes en postménopause. Plus de 1 600 femmes âgées de 50 à 79 ans ont participé à la WHI entre 1993 et 1998.

L'essai clinique était divisé en deux volets; chaque jour, on a donné des œstrogènes et des progestatifs aux femmes ayant un utérus et seulement des œstrogènes aux femmes ayant subi une hystérectomie. L'essai avait été conçu au départ pour évaluer l'effet bénéfique des hormones sur le risque de maladie du cœur, étant donné que les résultats d'études antérieures laissaient croire que les hormones réduisaient ce risque. Par la même occasion, l'essai a permis d'évaluer le risque de cancer du sein qui semblait augmenter avec la durée de prise d'hormones.

Le volet œstrogènes-progestatifs, qui devait se poursuivre jusqu'en 2005, a été interrompu en 2002, parce qu'on a constaté un nombre plus élevé que prévu de cas de cancer du sein chez les femmes traitées aux hormones par rapport à celles recevant un placebo. Les NIH estimaient que les risques liés à ce type spécifique d'HTS, donné à ce groupe particulier de femmes, l'emportaient sur les bienfaits éventuels. Essentiellement, les résultats ont révélé que, sur une période de 5,2 ans de suivi, les femmes sous HTS ont eu plus d'infarctus, d'attaques cérébrales, de caillots sanguins et de cancers du sein que celles qui prenaient un placebo. Cependant, les femmes sous HTS ont eu moins de fractures des os et de cancers colorectaux.

Le volet œstrogènes seuls a lui aussi été interrompu prématurément, car les NIH estimaient que les données obtenues étaient suffisantes pour répondre à la question principale de l'étude et que le rapport avantages/risques n'allait pas changer davantage.

À l'instar de l'étude œstrogènes-progestatifs, l'étude œstrogènes seuls a indiqué une augmentation d'attaques cérébrales et une réduction des fractures dans le groupe traité pendant 6,8 années de suivi. Par contre, il y a eu moins de cancers du sein, mais ce résultat positif ne différait pas vraiment de celui du groupe placebo. Il n'y avait guère de différence non plus dans le nombre de cancers colorectaux ou d'infarctus entre le groupe traité et le groupe placebo.

Au cours des prochaines années, la raison de ces différences sera le point central des analyses de données, car les résultats de l'étude ne sont peut-être pas imputables seulement aux hormones. Par exemple, certains facteurs de santé peuvent être différents pour les femmes ayant eu une hystérectomie par rapport à celles qui en n'ont pas eu.

Que signifient ces résultats ?

Il est important de savoir que ces résultats ne s'appliquent qu'au type spécifique d'HTS utilisé, à la méthode d'administration, à la dose et au type de progestatif – dans ce cas-ci, des comprimés de 0,625 mg d'œstrogènes équins conjugués administrés oralement, chaque jour, avec ou sans 2,5 mg d'acétate de médroxyprogestérone.

Les œstrogènes conjugués extraits d'urine de juments enceintes pris oralement pourraient ne pas avoir le même effet que les œstrogènes humains ou les œstrogènes administrés par voie non orale, par exemple sous forme de timbres ou de gels.

Dans les essais cliniques, on a utilisé l'HTS typique de l'époque où l'étude a été conçue. De nos jours, la plupart des HTS contiennent de l'œstradiol, le même œstrogène que produisent les ovaires humains. En outre, on prescrit de plus en plus l'HTS à dosage plus faible, par voie non orale et comprenant différents types de progestatifs.

On a critiqué l'étude WHI d'avoir été menée auprès de femmes de 63 ans en moyenne, ce qui n'était pas l'âge typique des utilisatrices – la plupart des femmes commencent une HRT vers 50 ans. Comme les femmes plus âgées ont eu une carence en œstrogènes depuis plusieurs années, elles ne réagissent pas aux œstrogènes de la même façon que celles qui commencent à en prendre aux environs de la ménopause.

L'analyse des données de l'étude WHI a indiqué une réduction du risque d'infarctus chez le groupe des plus jeunes participantes. De plus, l'étude WHI et la HERS ont montré que, malgré le nombre accru d'infarctus survenus au cours de la première année des essais chez les femmes sous HTS, le risque diminuait avec le temps. Les auteurs ont conclu que l'utilisation à long terme de l'HTS pourrait, en fait, réduire le risque d'infarctus.

Alors que doivent faire les femmes qui ont déjà entrepris une HTS ou qui songent à en suivre une ? Les résultats de l'étude WHI ne peuvent réellement s'appliquer qu'aux femmes dans la soixantaine qui commencent à prendre des œstrogènes équins conjugués, avec ou sans acétate de médroxy-progestérone.

Une nouvelle étude, la *Stanford Study*, a rassemblé l'information provenant de 30 essais, portant sur presque 27 000 femmes. Les participantes étaient divisées en deux groupes d'âge : les moins de 60 ans et les 60 ans et plus. Dans le groupe des moins de

HRT: le pour et le contre

Avant de décider de suivre une HTS, il importe de bien peser le pour et le contre dans votre propre cas.

HTS

Risques

- ↑ risque de cancer du sein (œstrogènes-progestatifs combinés)
- ↑ risque d'attaque cérébrale
- ↑ risque de thrombose
- ↑ risque de cancer de l'endomètre (œstrogènes seuls)

Avantages

- ↓ symptômes de la ménopause
- ↓ risque de fractures
- ↓ risque de cancer colorectal (œstrogènes-progestatifs combinés)

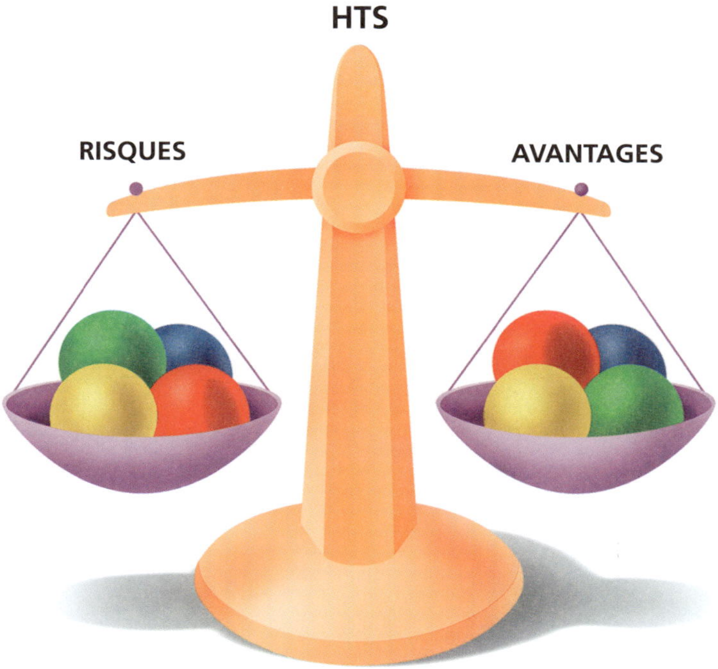

60 ans, celles qui recevaient une HRT ont eu un taux de mortalité réduit de 39 pour cent, alors qu'il n'y a pas eu d'effet sur le groupe plus âgé. Cette information confirme l'hypothèse avancée par beaucoup d'experts que les risques et les avantages de l'HTS dépendent fortement de l'âge et que, si elle est commencée suffisamment tôt, l'HTS peut apporter des bienfaits importants allant au-delà du contrôle des symptômes de la ménopause.

Tous ces points font l'objet de recherches continues. Nous savons qu'il y a très peu de risques associés à l'utilisation à court terme de l'HTS pour les femmes qui commencent à la suivre vers l'âge de 50 ans en vue d'enrayer les symptômes de la ménopause. Toutefois, nous ne connaissons toujours pas les risques et les avantages qu'auraient ces femmes si elles poursuivaient leur HTS à long terme, c'est-à-dire, pendant plus de cinq ans. Nous ne savons pas non plus quel type d'HTS est le meilleur.

Entre-temps, le choix d'une HTS demeure une question d'ordre personnel, car les risques et les avantages ne sont pas les mêmes pour toutes les femmes.

Si vous considérez la possibilité de suivre une HTS, ce livre peut vous aider à faire un choix éclairé. Notez au fur et à mesure les risques et les avantages potentiels dans votre cas, afin d'évaluer ce qui est le mieux pour vous.

POINTS CLÉS

- L'HTS vise à rétablir les taux d'œstrogènes par la prise d'œstrogènes naturels en doses simulant les taux moyens produits au cours d'un cycle menstruel normal.
- L'HTS n'est pas une panacée contre les effets du vieillissement.
- Au Royaume-Uni, beaucoup de médecins préconisent l'administration par voie non orale d'œstradiol, le même œstrogène que produisent naturellement les ovaires.
- Il reste toujours de nombreuses recherches à faire pour trouver le type le plus efficace et le plus sûr d'HTS.
- La décision de suivre ou non une HTS est un choix personnel que vous devriez fonder sur l'évaluation des risques et des avantages potentiels de l'HTS dans votre cas.

Les avantages de l'HTS

Qui peut tirer profit de l'HTS ?

L'HTS peut être bénéfique pour les groupes de femmes mentionnés ci-dessous.

Femmes qui ont une ménopause précoce

La ménopause survient en moyenne à l'âge de 51 ans. Lorsqu'elle se produit avant l'âge de 40 ans, on parle de ménopause précoce.

La cause d'une ménopause précoce est souvent inconnue; elle peut être naturelle ou résulter d'une radiothérapie ou d'une chimiothérapie contre le cancer, ou encore, de l'ablation chirurgicale des ovaires (ovariectomie). Les femmes qui ont eu une hystérectomie, mais qui ont conservé leurs ovaires, ont souvent une ménopause quelques années plus tôt que prévu.

Les femmes qui ont une ménopause précoce non traitée sont particulièrement à risque d'ostéoporose et de maladie du cœur. Elles sont susceptibles de mourir plus jeunes que les femmes qui ont une ménopause à l'âge normal.

Pour réduire ces risques, l'HTS est généralement recommandée au moins jusqu'à l'âge de 50 ans. Contrairement à l'HTS utilisée au-delà de l'âge moyen de la ménopause, l'HTS suivie en ménopause précoce ne fait que remplacer les hormones qui devraient normalement être présentes. Il n'y a aucune preuve que l'HTS fait plus augmenter le risque de cancer du sein, de maladie du cœur ou d'attaque cérébrale chez les femmes qui ont une ménopause précoce que chez celles qui ont leurs règles jusqu'à l'âge normal de la ménopause. Après 50 ans, l'HTS peut être poursuivie s'il y a des raisons fondées de le faire et son utilisation devrait être réévaluée annuellement.

Femmes qui éprouvent des symptômes ménopausiques

L'HTS est très efficace pour soulager les symptômes de la ménopause; à ces fins, on préconise la dose d'œstrogènes minimale efficace. Les bouffées de chaleur et les suées nocturnes s'atténuent généralement quelques semaines après le début du traitement. La sécheresse vaginale, les douleurs vaginales ou les besoins d'uriner urgents et fréquents peuvent demander plus de temps. La plupart des femmes recourant à l'HTS dans le seul but de contrôler les symptômes ménopausiques ne devraient pas avoir besoin de suivre le traitement pendant plus de cinq ans, sauf si les symptômes réapparaissent à la fin de l'HTS. Il est important de cesser l'HTS de façon graduelle, sur une période de deux ou trois mois, afin d'éviter le retour des symptômes. Si l'HTS est arrêtée trop rapidement, les bouffées de chaleur et les suées

Effets de l'ostéoporose

Un os sain a une structure interne élastique. L'os ostéoporotique est plus fragile et sujet aux fractures.

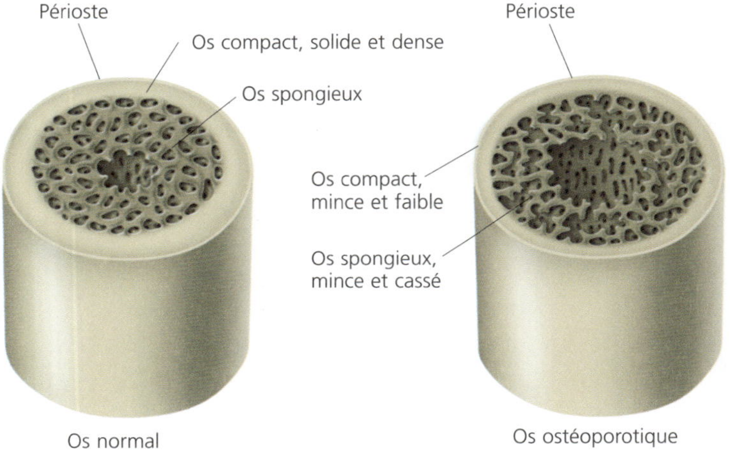

réapparaîtront en raison de la baisse soudaine des taux d'hormones.

Femmes à risque d'ostéoporose

L'ostéoporose est une maladie qui rend les os de plus en plus fragiles et sujets aux fractures.

Les œstrogènes jouent un rôle important dans la formation et le maintien des os. Au cours d'une vie, les vieux tissus osseux du squelette se détruisent et sont remplacés par de nouveaux tissus. À l'enfance et à l'adolescence, les nouveaux tissus s'ajoutent plus rapidement que les anciens tissus ne sont détruits, ainsi, les os deviennent plus gros, plus lourds et plus denses. La masse osseuse des femmes atteint son pic normalement vers l'âge de 35 ans.

Ostéoporose et fractures des os

Symptômes les plus courants de l'ostéoporose, les fractures du poignet et de la hanche sont douloureuses et invalidantes.

1. Fracture de la hanche

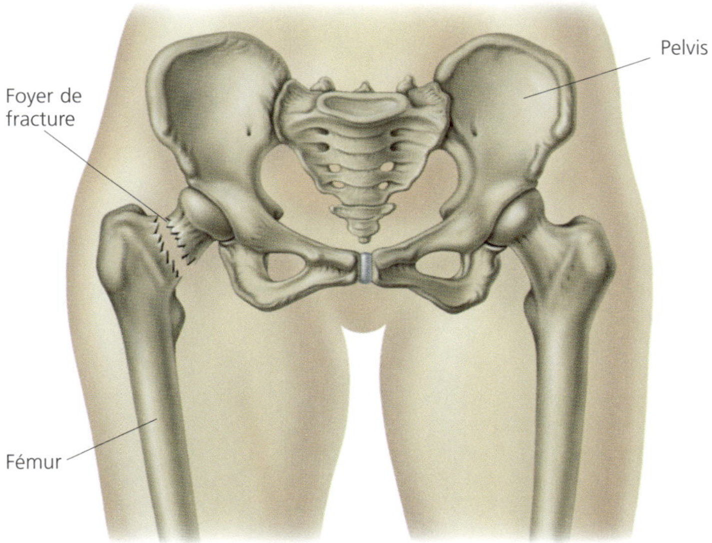

2. Fracture du poignet

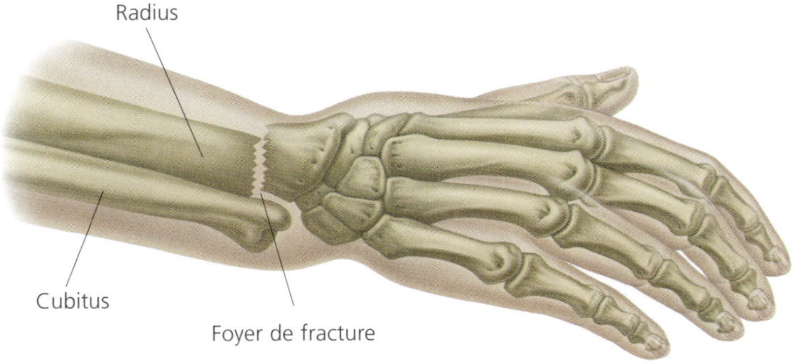

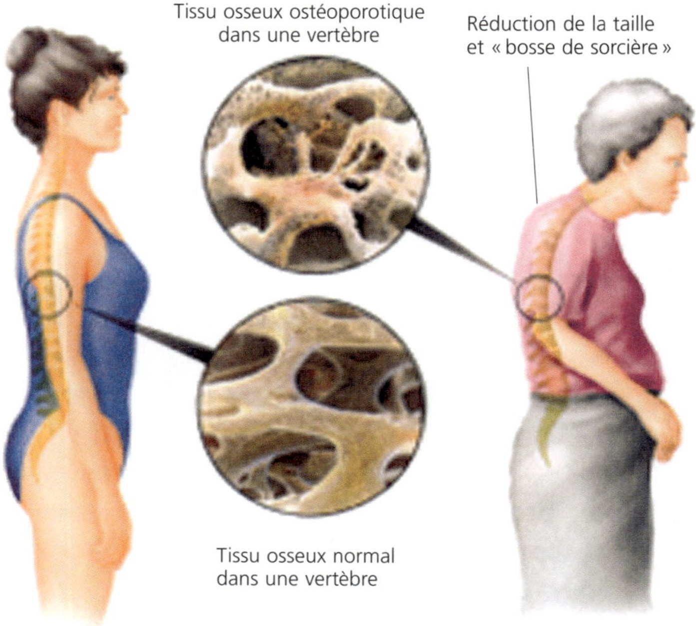

L'ostéoporose est une forme commune de maladie osseuse touchant principalement les femmes après la ménopause. Les changements hormonaux entraînent un amincissement de la structure interne des os, rendant ceux-ci plus fragiles et plus sujets aux fractures. Des vertèbres fragilisées peuvent s'écraser, causant une réduction de la taille et une courbure exagérée vers l'avant donnant une apparence voûtée.

Lorsque les niveaux d'œstrogènes baissent après la ménopause, le taux de perte osseuse augmente tandis que moins de nouveaux tissus se forment. Chez certaines femmes, la perte osseuse est si grande que les os deviennent ostéoporotiques, d'où une augmentation du risque de fracture. Environ une femme sur trois âgées de plus de 50 ans se fracture un os à cause de l'ostéoporose.

L'HTS prévient l'ostéoporose, mais elle doit être suivie à vie, car la solidité de l'os commence à décliner dès la fin du traitement; cinq ans après l'arrêt de l'HTS, les bienfaits du traitement sur les os sont perdus. À moins qu'une femme ne soit particulièrement à risque d'ostéoporose, les risques associés à une HTS prolongée pourraient l'emporter sur les bienfaits du traitement aux fins de prévention de l'ostéoporose.

Comment l'ostéoporose est-elle diagnostiquée ?

L'ostéoporose peut être confirmée en mesurant la densité minérale osseuse (DMO) par la méthode de l'absorptiométrie biénergétique à rayons X ou DEXA (*Dual Energy X-ray Absorptiometry*). Selon une recommandation récente des organismes de régulation, l'HTS ne devrait pas être utilisée comme traitement de première ligne pour l'ostéoporose. Toutefois, les spécialistes en ménopause croient que la balance penche en faveur de l'HTS pour les femmes qui sont particulièrement à risque d'ostéoporose.

Mesure de la densité minérale osseuse

La méthode la plus courante est la DEXA qui donne une valeur de la densité minérale osseuse.

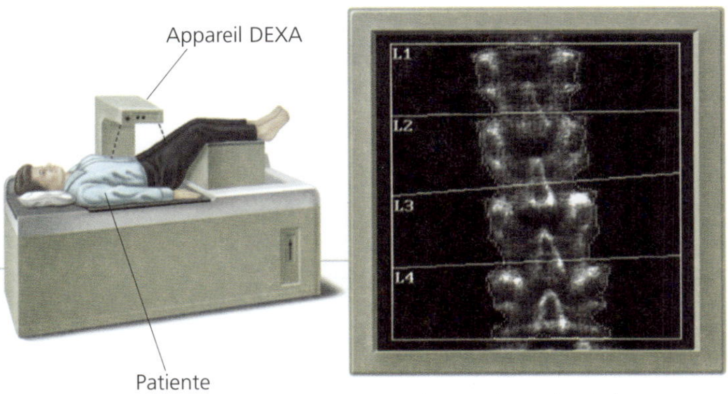

Image d'une colonne lombaire

Facteurs majeurs de risque d'ostéoporose	
• Ménopause précoce • Grand âge • Forte consommation d'alcool • Tabac • Indice de masse corporelle faible • Antécédents familiaux • Manque d'exercice • Alitement prolongé	• Alimentation pauvre en calcium • Antécédents de règles rares ou absentes • Certaines maladies • Manque d'exposition à la lumière du jour • Fractures antérieures • Certaines origines ethniques • Utilisation prolongée de stéroïdes
Facteurs protecteurs d'ostéoporose	
• Utilisation de contraceptifs oraux	• Nombre élevé de grossesses

L'HTS est toujours recommandée pour les femmes qui ne peuvent se prévaloir d'un traitement de rechange ou pour qui d'autres traitements se sont révélés inefficaces.

Facteurs de risque d'ostéoporose

Le tableau ci-dessus montre les facteurs associés au risque accru d'ostéoporose; plus vous avez de facteurs de risque, plus vous êtes à risque.

Grand âge

Plus vous êtes âgée, plus vous êtes à risque de fracture.

Forte consommation d'alcool

Suivant les recommandations actuelles, les femmes devraient s'en tenir à une consommation hebdomadaire maximale de 14 unités d'alcool, idéalement réparties sur la semaine. Une unité équivaut à un petit verre de vin, une mesure de spiritueux ou 25 cl de bière. Si vous respectez cette limite, il est peu probable que l'alcool nuise à votre santé; il pourrait même vous protéger contre les maladies du cœur. Une consommation d'alcool modérée à forte (plus de trois ou cinq unités par jour) est un facteur associé à un risque accru de fracture.

Tabac

Les produits chimiques de la fumée de tabac circulant dans le courant sanguin peuvent affecter les os et hâter la perte osseuse.

Indice de masse corporelle faible

La méthode de calcul de votre indice de masse corporelle (IMC) est expliquée à la page 30, au chapitre « Aidez-vous à vous sentir mieux » . L'IMC idéal se situe entre 20 et 25. Un IMC inférieur à 19 est associé à un risque accru d'ostéoporose et de fracture. Un IMC supérieur à 25 indique un risque accru d'hypertension, de diabète et de maladie du cœur.

Antécédents familiaux

Si l'un de vos parents, particulièrement votre mère, a subi une perte de taille ou une fracture de la hanche ou du poignet dues à l'ostéoporose, vous êtes à risque de fracture.

Manque d'exercice

L'exercice physique aide à renforcer les os. Si vous vous déplacez en auto et faites un travail sédentaire, vous êtes nettement plus à risque d'ostéoporose qu'une personne qui marche et travaille toute la journée debout. Ce qui est le mieux pour les os, c'est un exercice de mise en charge régulier, tel que la marche, l'aérobie ou la danse.

Autres facteurs de risque

Alitement prolongé

L'alitement conduit rapidement à une perte osseuse. Si vous devez garder le lit pendant des périodes prolongées, la physiothérapie et de simples exercices vous aideront à réduire votre perte osseuse.

Forte consommation de caféine

On a établi un lien entre le fait de boire de grosses tasses de café ou de thé fort pendant la journée et l'ostéoporose. Il est difficile de fixer une limite de quantité à consommer; toutefois, on recommande généralement de ne pas dépasser deux à quatre tasses par jour. Attention aux autres boissons contenant de la caféine, surtout les colas et certaines boissons énergétiques.

Alimentation pauvre en calcium

Des apports adéquats de calcium sont essentiels pour conserver des os solides. Les femmes ont besoin d'au moins 700 à 1 200 mg par jour. Si votre alimentation comporte peu de produits laitiers riches en calcium, des suppléments pourraient combler la carence.

Antécédents de règles rares ou absentes

Une aménorrhée (absence de menstruations) qui dure plus d'un an est associée à une quantité insuffisante d'œstrogènes pour maintenir un cycle menstruel normal. Il en résulte une carence en œstrogènes. Les longues périodes de régime et l'anorexie mentale sont des causes courantes chez les jeunes femmes. Les jeunes gymnastes ou les marathoniennes sont aussi à risque. Certains traitements de l'endométriose – présence de muqueuse utérine dans les tissus situés en dehors de l'utérus – stimulent une ménopause temporaire en interrompant la production d'œstrogènes. Toutes ces conditions peuvent accroître les risques de symptômes et de maladies liés à une carence en œstrogènes.

Certaines maladies

Une hyperthyroïdie cause une augmentation du taux métabolique au repos, accélérant le processus normal de génération et de destruction des tissus osseux, ce qui peut mener à l'ostéoporose. Le syndrome de Cushing, l'affection abdominale inflammatoire, la maladie du foie chronique, la maladie cœliaque et la polyarthrite rhumatoïde sont d'autres maladies associées au risque accru d'ostéoporose.

Manque d'exposition à la lumière du jour

Les femmes âgées restent souvent chez elles et reçoivent peu de lumière du jour sur leur peau. Dans certaines cultures, les femmes se couvrent de la tête aux pieds de vêtements sombres et, surtout si elles vivent en Europe, peu de lumière du jour atteint leur peau. La lumière du jour est très importante, car elle stimule la production de vitamine D dans la peau. La vitamine D aide à l'absorption du calcium contenu dans les aliments, indispensable pour garder les os solides et une bonne santé. Seulement 10 à 15 minutes d'exposition au soleil du visage, des bras, des mains ou du dos, au moins deux fois par semaine et sans crème solaire, suffisent normalement à assurer un apport adéquat de vitamine D.

Fractures antérieures

Les fractures antérieures laissent supposer la présence d'ostéoporose, ce qui accroît la probabilité de fractures futures.

Certaines origines ethniques

Certaines origines ethniques sont plus à risque d'ostéoporose que d'autres, en raison des différences de masse osseuse. Par exemple, le pic de masse osseuse est de 10 pour cent plus élevé chez les femmes d'origine afro-antillaise que chez les femmes européennes.

Utilisation prolongée de stéroïdes

On a établi un lien entre l'ostéoporose et l'utilisation prolongée de stéroïdes oraux – plus de cinq milligrammes quotidiennement pendant plus de trois mois. Les stéroïdes sont généralement prescrits pour traiter des maladies auto-immunes telles que l'asthme chronique. Dans ce type de maladie, le mécanisme de protection du corps est perturbé et perçoit les tissus normaux comme des corps étrangers qui devraient être détruits.

Les traitements aux stéroïdes à court terme (une à deux semaines) ne sont pas associés au risque accru d'ostéoporose, sauf s'ils sont répétés fréquemment. Si vous suivez une thérapie aux stéroïdes prolongée, discutez avec votre médecin d'un traitement de rechange et des moyens de prévenir le développement de l'ostéoporose.

Facteurs protecteurs

Utilisation de contraceptifs oraux

Des études ont montré un risque de fracture moindre chez les femmes qui, durant leur trentaine et leur quarantaine, ont pris des contraceptifs oraux combinés pendant cinq ans ou plus (voir page 141).

Nombre élevé de grossesses

Des recherches indiquent que la densité osseuse augmente avec la parité – le nombre d'accouchements qu'une femme a eus au terme d'une grossesse de plus de 28 semaines. On a constaté un effet positif sur la densité osseuse tant chez les femmes préménopausées que chez les femmes postménopausées. Selon une étude, les femmes ayant eu au moins trois enfants ont un risque de fracture réduit de 30 à 40 pour cent par rapport aux femmes nullipares (qui n'ont jamais accouché).

Ostéoporose : solutions de rechange à l'HTS

Bisphosphonates

Les bisphosphonates forment un groupe de médicaments, comprenant l'alendronate (Fosamax®), le risédronate (Actonel®) et l'ibandronate (Bonviva®), qui sont vendus sur ordonnance. L'étidronate est disponible sous forme combinée avec du calcium (Didronel®). L'alendronate est aussi vendu sous forme combinée avec de la vitamine D_3 (Fosovance®). Les bisphosphonates sont les médicaments les plus utilisés pour traiter l'ostéoporose et pour prévenir la perte osseuse; ils sont le choix préféré des femmes dans la soixantaine en besoin de traitement. On ne sait pas si la prise de bisphosphonates à long terme (après 20 ans) est sécuritaire. Selon certaines recherches, bien que ces médicaments puissent contribuer à l'augmentation de la densité osseuse, les nouveaux tissus formés ne sont pas aussi forts que ceux qui sont générés par les œstrogènes. C'est pourquoi beaucoup de spécialistes sont d'avis que les femmes plus jeunes à risque d'ostéoporose auraient avantage à suivre un traitement de longue durée par HTS.

Suppléments de calcium

Supplément de calcium	Dose (milligrammes)	Présentation
Adcal	600	Comprimés à croquer
Cacit	500	Comprimés effervescents
Calcichew	500	Comprimés à croquer
Calcichew Forte	1 000	Comprimés à croquer
Calcium-500	500	Comprimés
Gluconate de calcium	53	Comprimés
Lactate de calcium	39	Comprimés
Calcium-Sandoz	108	Sirop
Sandocal	400	Comprimés effervescents
Sandocal 1000	1 000	Comprimés effervescents

Les quantités de calcium sont données par comprimé ou par dose.

Préparations combinées de calcium et de vitamine D

Préparation	Vitamine D (Ul/dose)	Calcium (mg/dose)	Présentation
Calcium et vitamine D	400	97	Comprimés à croquer
Adcal-D_3	400	600	Comprimés à croquer
Cacit D_3	440	500	Granulés
Calceos	400	500	Comprimés à croquer
Calcichew D_3	200	500	Comprimés à croquer
Calcichew D_3 Forte	400	500	Comprimés à croquer
Calfovit D_3	800	1 200	Poudre

Médicaments pour l'ostéoporose

Calcitonine
Miacalcic (Novartis)
- calcitonine 200 UI par pulvérisation (vaporisateur nasal)

Analogue de vitamine D
Rocaltrol (Roche)
- calcitriol 0,25 microgramme (capsules)
- calcitriol 0,5 microgramme (capsules)

Bisphosphonate/calcium
Didronel PMO (Proctor & Gamble)
- étidronate disodium 400 mg (comprimés)
- carbonate de calcium 1 250 mg (= 500 mg de calcium) (comprimés effervescents)

Bisphosphonate/vitamine D_3
Fosovance (MSD)
- alendronate sodium (= 70 mg d'acide alendronique) + 2 800 UI de vitamine D_3 (comprimés)

Bisphosphonate
Actonel (Procter & Gamble/Aventis)
- risédronate sodium 5 mg (comprimés)

OU
Actonel Once a Week (Procter & Gamble/Aventis)
- risédronate sodium 35 mg (comprimés) une fois par semaine

Bonviva (Roche)
- acide ibandronique 150 mg (comprimés) une fois par mois

Fosomax (MSD)
- alendronate sodium (= 5 mg et 10 mg d'acide alendronique) (comprimés)

OU
Fosomax Once Weekly (MSD)
- Alendronate sodium (= 70 mg d'acide alendronique) (comprimés) une fois par semaine

Modulateur sélectif des récepteurs œstrogéniques (MSRE ou SERM)
Evista (Lilly)
- Raloxifène hydrochloride 60 mg (comprimés)

Hormone parathyroïde
Forsteo (Lilly)
- tériparatide 20 microgrammes, quotidiennement, par injection sous-cutanée

Strontium
Protelos (Servier)
- ranélate de strontium 2 g, 1 sachet par jour, dilué dans l'eau

Autres médicaments

La calcitonine (Miacalcic®), le raloxifène (Evista®), le tériparatide (Forsteo®) et le ranélate de strontium (Protelos®) sont d'autres médicaments vendus sur ordonnance.

La calcitonine est une hormone qui ralentit la perte osseuse et accroît la densité des os de la colonne vertébrale. Cependant, les effets de la calcitonine sur le risque de fracture demeurent incertains. Le raloxifène appartient à un groupe relativement petit de médicaments appelés « modulateurs sélectifs des récepteurs œstrogéniques » ou MSRE – ou SERM pour *selective oestrogen receptor modulators*. Ces médicaments ne sont pas des œstrogènes, mais ils ont les mêmes effets sur les os, faisant augmenter la masse osseuse et réduisant le risque de fracture de la colonne vertébrale.

Le tériparatide (Forsteo), un médicament identique à l'hormone parathyroïde humaine, est utilisé occasionnellement; il doit être administré par injection quotidienne sous la peau de la cuisse ou de l'abdomen. Le tériparatide stimule la formation osseuse, contrairement aux bisphosphonates qui ne font que ralentir le processus de perte osseuse.

Le ranélate de strontium favorise la formation osseuse tout en prévenant la perte osseuse. Il doit être pris une fois par jour, à l'heure du coucher, dissous dans l'eau.

Autres bienfaits de l'HTS

Arthrite

On a de plus en plus de raisons de croire que l'HTS réduit les symptômes de l'arthrite, bien qu'elle ne soit pas approuvée pour cette indication (voir glossaire, médicaments approuvés, page 162). Cela vaut aussi pour l'ostéo-arthrite et la polyarthrite rhumatoïde. Même si l'HTS ne renverse pas le processus de ces maladies, elle est un complément utile à la thérapie conventionnelle et elle mérite que vous en discutiez avec votre médecin généraliste ou un spécialiste.

Cancer colorectal

L'incidence du cancer colorectal est en hausse. Au Royaume-Uni, entre 1971 et 1997, le nombre total de cas a augmenté de 42 pour cent, passant de 20 400 à 28 900; en 2003, la maladie était diagnostiquée chez plus de 30 000 personnes. Le cancer colorectal est le deuxième cancer le plus courant affectant les femmes (après le cancer du sein). Des études récentes laissent entendre que l'HTS pourrait réduire d'environ un tiers le risque de développer un cancer colorectal.

POINTS CLÉS

- L'HTS est particulièrement bénéfique pour les femmes qui ont une ménopause précoce, car celles-ci sont à haut risque d'ostéoporose plus tard dans leur vie.
- Pour les femmes qui ont une ménopause précoce, si l'HTS est suivie jusqu'à 51 ans (l'âge moyen de la ménopause), il n'y a aucune preuve de risque accru associé à son utilisation.
- L'HTS est le traitement le plus efficace des symptômes ménopausiques.
- L'HTS est l'un de plusieurs traitements efficaces de l'ostéoporose.
- Il a été démontré que l'HTS réduit le risque de cancer colorectal et améliore les symptômes de l'arthrite.

Les risques de l'HTS

Quels sont les risques de l'HTS ?

Bien que l'HTS puisse offrir de nombreux avantages, elle peut comporter un potentiel de risque inacceptable pour certaines femmes. Avant de prendre une décision, vous devez peser les risques et les avantages soigneusement.

Les principaux risques potentiels sont les suivants :

- cancer du sein;
- caillots sanguins dans les veines (thromboses veineuses);
- caillots sanguins dans les artères (infarctus et attaques cérébrales);
- cancer de la muqueuse utérine (endomètre), pouvant toutefois être prévenu par l'ajout de progestatifs.

Il importe de bien comprendre ces risques et de les mettre en perspective; chez la plupart des femmes qui suivent une HTS, aucun de ces problèmes ne résulte directement de la prise d'hormones. En outre, d'autres facteurs de risque, surtout le tabac ou l'embonpoint, sont souvent plus importants que l'HTS dans la survenue de ces problèmes.

Cancer du sein

Les femmes qui entament une HTS avant l'âge de 50 ans à la suite d'une ménopause précoce n'ont pas, au meilleur de nos connaissances actuelles, un risque accru de cancer du sein. Ceci indique que c'est la durée d'exposition aux œstrogènes au cours d'une vie qui constitue le facteur déterminant.

Par conséquent, les femmes qui ont une ménopause tardive ou qui entreprennent une HTS après l'âge de 50 ans sont plus à risque de développer un cancer du sein que les femmes qui ont une ménopause à un âge normal (51 ans), car elles auront eu une exposition aux œstrogènes plus longue durant leur vie. Après l'arrêt de l'HTS, le risque de cancer du sein revient peu à peu au même niveau que celui qui vaut pour les femmes qui n'ont jamais utilisé l'HTS. Après cinq ans d'arrêt de l'HTS, les risques deviennent les mêmes pour celles qui ont suivi l'HTS et celles qui ne l'ont jamais suivie.

Le cancer du sein n'est pas rare chez les femmes plus âgées, même si elles ne sont pas sous HTS; une femme de 50 ans a 6,1 pour cent de risque (61 pour 1 000) de développer un cancer du sein au cours des 30 prochaines années sans HTS.

Des études montrent que l'HTS amorcée après la ménopause doit être suivie pendant au moins cinq ans avant que le risque de cancer du sein n'augmente. De plus, les risques de cancer du sein sont associés à la prise d'œstrogènes-progestatifs combinés, nécessaires pour les femmes qui ont un utérus, alors que la prise d'œstrogènes seuls ne semble pas accroître ce risque.

Si une femme de 50 ans choisit de prendre des œstrogènes seuls, son risque de base de 6,1 pour cent passe à 6,3 pour cent (63 pour 1 000) après 5 ans et à 6,6 pour cent (66 pour 1 000) après 10 ans.

Les œstrogènes ajoutent donc 0,2 et 0,5 pour cent au risque de base de cancer du sein.

Si elle prend des œstrogènes-progestatifs combinés, son risque de base de 6,1 pour cent (61 pour 1 000) s'élève à 6,7 pour cent (67 pour 1 000) après 5 ans et à 7,7 pour cent (77 pour 1 000) après 10 ans. Les œstrogènes-progestatifs combinés ajoutent donc 0,6 et 1,6 pour cent au risque de base de cancer du sein.

Cette information, publiée dans la presse médicale, fait ressortir plusieurs points importants, dont les suivants :

- Les risques qu'une femme contracte un cancer du sein baissent avec l'âge (voir tableau ci-dessous).
- Le risque supplémentaire dû à l'HTS est petit.

Différents types d'HTS

Aujourd'hui, on prescrit à la plupart des femmes des types d'HTS différents de ceux qui ont été utilisés lors des études. C'est pourquoi nous ne savons pas si les résultats peuvent être étendus aux nouveaux types

Pourcentage de risque de développer un cancer du sein (de l'âge spécifié jusqu'à 79 ans, c'est-à-dire 50-79, 55-79, etc.)

	Pourcentage de risque				
		Œstrogènes seuls		HTS combinée	
Âge	Sans HTS	5 ans	10 ans	5 ans	10 ans
50 ans	6,1 %	6,3 %	6,6 %	6,7 %	7,7 %
55 ans	5,3 %	5,5 %	5,8 %	5,9 %	7,1 %
60 ans	4,4 %	4,6 %	5,0 %	5,2 %	6,5 %
65 ans	3,5 %	3,7%	4,0 %	4,3 %	5,7 %
70 ans	2,4 %	2,6 %	2,8 %	3,3 %	4,2 %

d'HTS. Depuis ces études, l'œstradiol naturel est devenu disponible et il est couramment utilisé.

Différentes façons de suivre l'HTS

Un nombre croissant de femmes recourent à une HTS sous forme non orale, comme les timbres transdermiques et les gels, ce qui permet à une dose faible d'hormones de produire le même effet qu'une dose élevée en comprimés. Ce résultat s'explique par le fait que lorsqu'un comprimé est avalé, les hormones passent dans l'intestin puis dans le foie avant d'atteindre le courant sanguin. Une fois dans le courant sanguin, les hormones peuvent être véhiculées dans tout le corps. Cependant, le foie dégradant les hormones, une partie seulement de la dose d'hormones se retrouve dans le sang. En revanche, les timbres et les gels permettent aux hormones de traverser la peau et de passer directement dans le courant sanguin.

À la lumière de ces résultats, les femmes qui n'ont pas subi d'hystérectomie peuvent être tentées de recourir à une HTS par œstrogènes seuls, mais elles doivent garder à l'esprit que les progestatifs sont une protection contre le cancer de l'endomètre (voir page 130).

Règles précoces

Le risque de développer un cancer du sein semble lié au nombre d'année d'exposition aux œstrogènes et aux progestatifs. Les règles précoces, avant l'âge de 12 ans, sont un facteur qui fait presque doubler le risque de cancer du sein.

Ménopause précoce

Les femmes qui ont une ménopause précoce ont un risque moins élevé de développer un cancer du sein, généralement 50 pour cent de moins; toutefois, elles sont à plus haut risque de maladie du cœur et d'ostéoporose.

Grossesse

La nulliparité et une première grossesse tardive sont toutes deux des facteurs qui font augmenter l'incidence de cancer du sein au cours d'une vie. Les femmes à plus haut risque sont celles qui ont donné naissance à leur premier enfant après l'âge de 35 ans; ces femmes semblent être encore plus à risque que celles qui n'ont jamais mené une grossesse à terme.

Allaitement maternel

L'effet protecteur de l'allaitement maternel sur le cancer du sein n'est pas démontré, mais on a de bonnes raisons de croire qu'il est réel.

Poids

Un indice de masse corporelle (IMC) élevé, au-dessus de 30, fait accroître de 50 pour cent le risque de cancer du sein par rapport à un IMC normal de 25 et moins.

Facteurs de risque de cancer du sein liés à l'HTS

- Antécédents familiaux
- Premier enfant à un âge avancé
- Ménopause tardive
- Ménarche précoce (apparition précoce des premières règles)
- Obésité postménopausique
- Alcool – plus de deux ou trois unités par jour

Antécédents familiaux

Selon les recherches médicales en cours, il existe peut-être un risque héréditaire de cancer du sein. Des antécédents de cancer du sein chez un parent proche indiquent un risque personnel plus grand, mais il n'y a aucune preuve que l'utilisation de l'HTS fait augmenter le risque davantage. Néanmoins, il y a peu d'avantages à suivre une HTS pour les femmes à haut risque de cancer du sein, à bas risque d'ostéoporose et aux symptômes ménopausiques légers. Par contre, pour celles qui souffrent de bouffées de chaleur et de suées intenses et qui n'ont aucun facteur de risque de cancer du sein, l'HTS pourrait être un bon choix.

HTS pour les femmes traitées pour le cancer du sein

L'HTS est de plus en plus considérée comme une solution efficace contre les bouffées de chaleur et les suées graves résultant du traitement d'un cancer du sein. Toutefois, son utilisation est controversée et les résultats des études sont contradictoires. L'HTS est cependant offerte dans plusieurs centres spécialisés dans le traitement du cancer du sein, où les médecins sont plus habitués à l'emploi de l'HTS en pareilles circonstances. Pour soulager les symptômes débilitants de la ménopause, les femmes traitées pour le cancer du sein peuvent recourir à des approches non conventionnelles, dont l'utilisation d'œstrogènes vaginaux (crèmes, ovules, comprimés et anneaux) qui atténuent la sécheresse vaginale. Pour les bouffées de chaleur et les suées, les traitements non hormonaux comme les inhibiteurs sélectifs de la recapture de la sérotonine (ISRS – antidépresseurs) peuvent aider (voir page 137).

Thrombose veineuse

La thrombose veineuse profonde est une maladie qui se traduit par la formation d'un caillot sanguin dans une grosse veine, généralement dans la jambe. Il y a un risque que le caillot traverse le cœur et se coince dans une autre partie du corps, par exemple dans un vaisseau sanguin qui alimente les poumons, ce qui peut être fatal.

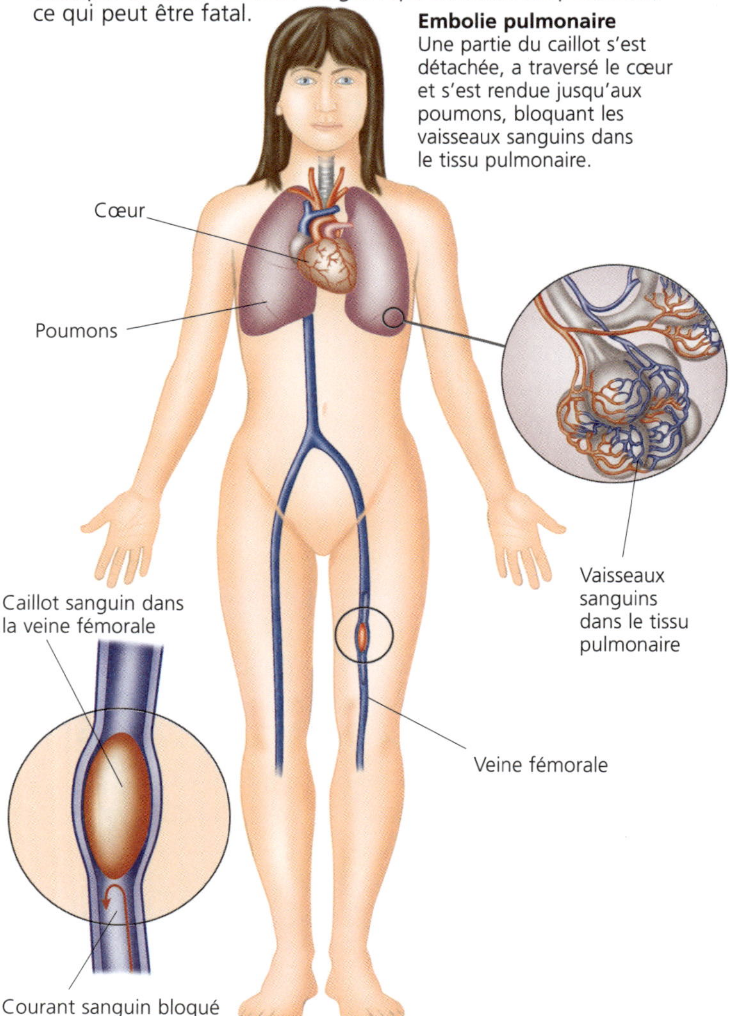

Facteurs de risque de thrombose veineuse non liés à l'HTS

- Varices graves
- Obésité
- Vieillissement
- Inactivité
- Diabète
- Hypertension

Thrombose veineuse

Le risque de thrombose veineuse (caillots sanguins dans les veines) est principalement associé au vieillissement. Toutefois, les recherches semblent indiquer que les femmes sous HTS sont plus susceptibles de développer une thrombose veineuse que celles du même âge qui ne suivent pas d'HTS, surtout dans la première année du traitement. Chez les femmes dans la cinquantaine, environ 3 non-utilisatrices sur 1 000 risquent d'avoir une thrombose veineuse dans une quelconque période de cinq ans, comparativement à 7 utilisatrices sur 1 000. Le risque de thrombose augmente jusqu'à la soixantaine. Ainsi, sur une période de cinq ans, la maladie risque de toucher 8 non-utilisatrices sur 1 000, par rapport à 17 utilisatrices sur 1 000.

Cependant, les données publiées semblent indiquer que l'HTS sous forme non orale (timbres transdermiques ou gels) est moins susceptible d'accroître le risque de thrombose veineuse que l'HTS sous forme orale (comprimés).

Si vous avez des facteurs de risque multiples de thrombose (voir plus loin), il serait sans doute préférable d'éviter l'HTS. Si vous devez subir une grosse opération chirurgicale impliquant une certaine période d'alitement, on vous prescrira probablement des médicaments pour prévenir les caillots sanguins. Certains médecins conseillent la cessation de l'HTS de quatre à six semaines avant une grosse opération. Vous pourrez normalement reprendre l'HTS une fois que vous serez complètement en mesure de marcher.

Si vous ou une parente proche avez eu une thrombose veineuse inexpliquée avant l'âge de 45 ans, une analyse de sang pourrait être nécessaire pour vérifier vos risques de caillots sanguins avant d'entreprendre une HTS. Cette précaution permet d'identifier les femmes qui ont un facteur de risque génétique de thrombose veineuse, dont le plus courant est connu sous le nom de facteur V Leiden. Ce facteur génétique touche environ cinq pour cent de la population et se caractérise par une tendance accrue du sang à se coaguler. Les gens qui portent le gène du facteur V Leiden ont un risque cinq fois plus élevé de développer un caillot sanguin que le reste de la population.

Infarctus et attaques cérébrales

Il est assez rare qu'une femme souffre d'infarctus ou d'attaque cérébrale avant la ménopause; l'incidence commence à monter chez les femmes postménopausées. Les maladies du cœur sont maintenant reconnues comme la cause prédominante de mort précoce chez les femmes, devançant tout type de cancer. Vingt pour cent des femmes postménopausées sont à risque d'attaque cérébrale, avec huit pour cent de risque de mort. En outre, les femmes postménopausées ont 46 pour cent de risque de développer une maladie coronarienne à un moment donné, entraînant la mort dans un cas sur trois des cas.

En ce qui a trait aux attaques cérébrales, le risque dans une quelconque période de cinq ans est d'environ 3 pour 1 000 chez les non-utilisatrices dans la cinquantaine. Pour les femmes du même âge qui recourent à

Attaque cérébrale

La thrombose cérébrale – formation d'un caillot de sang obstruant la circulation sanguine dans un vaisseau du cerveau – est la cause la plus fréquente d'attaque cérébrale. Vient ensuite l'hémorragie cérébrale dont il faut distinguer deux types, tous deux résultant de l'éclatement d'un vaisseau sanguin dans la tête.

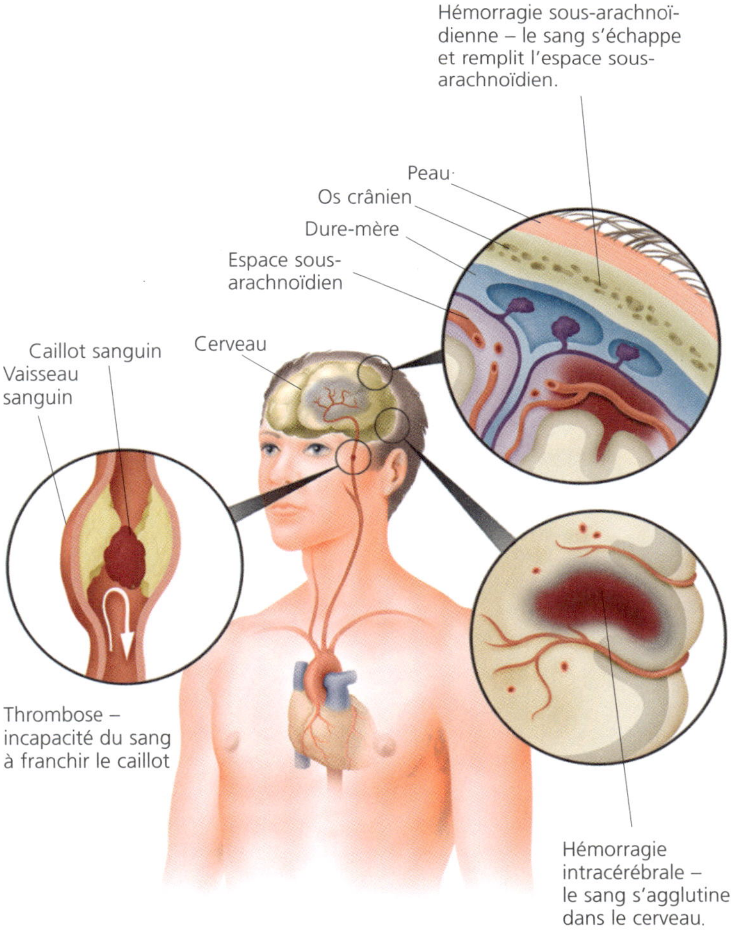

Maladie du cœur – le processus d'athérosclérose

L'athérosclérose, l'athérome et le durcissement des artères signifient tous la même chose : le processus menant au blocage ou à l'affaiblissement des artères.

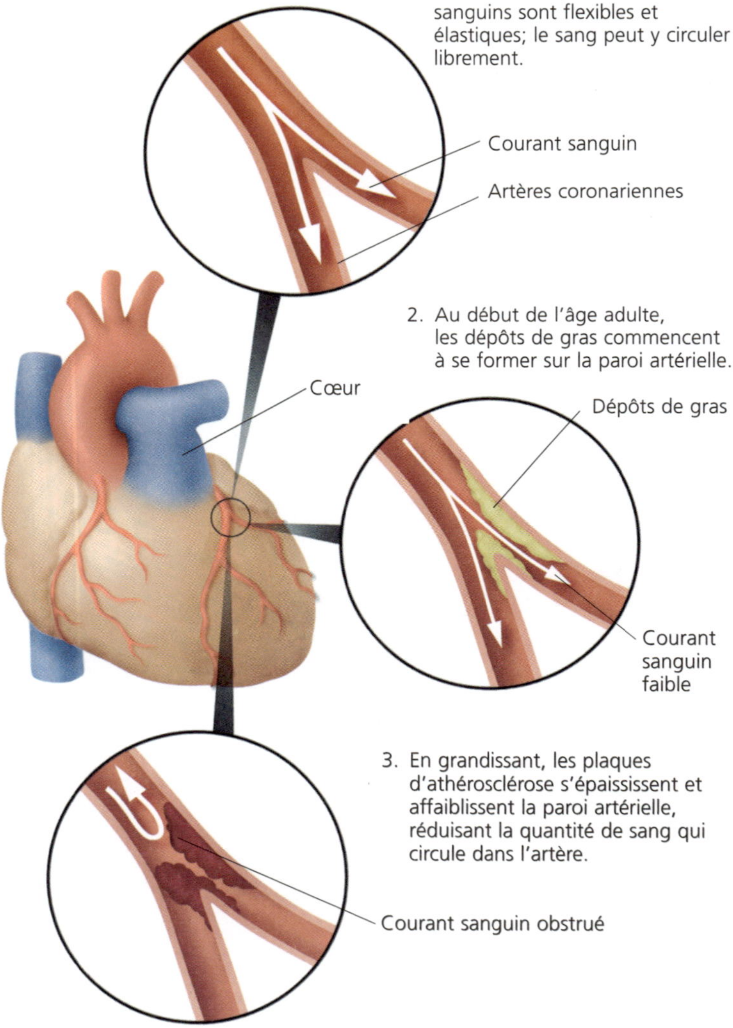

1. À la naissance, les vaisseaux sanguins sont flexibles et élastiques; le sang peut y circuler librement.
2. Au début de l'âge adulte, les dépôts de gras commencent à se former sur la paroi artérielle.
3. En grandissant, les plaques d'athérosclérose s'épaississent et affaiblissent la paroi artérielle, réduisant la quantité de sang qui circule dans l'artère.

Facteurs de risque de maladie du cœur non liés à l'HTS

- Hypertension
- Taux élevé de cholestérol
- Tabac
- Infarctus ou attaque cérébrale antérieurs
- Rythme cardiaque irrégulier (fibrillation auriculaire)
- Diabète
- Obésité
- Personnalité – les gens qui ont l'esprit de compétition et qui sont facilement stressés sont plus sujets à une maladie du cœur que ceux qui vivent de façon plus décontractée.

l'HTS pendant cinq ans, le chiffre s'élève à 4 pour 1 000. Le risque augmente avec l'âge. Ainsi, à la soixantaine, le risque dans une quelconque période de cinq ans est de 11 pour 1 000 chez les non-utilisatrices et de 15 pour 1 000 chez les utilisatrices.

Jusqu'à récemment, on pensait que l'HTS protégeait contre les maladies du cœur et les attaques cérébrales, une hypothèse fondée sur des études observationnelles comparatives sur les utilisatrices et les non-utilisatrices d'HTS. L'étude WHI a permis de comparer les femmes postménopausées qui étaient traitées par une association d'œstrogène et d'acétate de médroxyprogestérone et les femmes qui prenaient un placebo. Les résultats suggéraient que le risque de maladie du cœur augmentait dans la première année d'utilisation. Toutefois, dans cette étude, les femmes avaient une moyenne d'âge de 63 ans à l'amorce de l'HTS – un âge beaucoup plus élevé que celui des participantes des études observationnelles, dont la plupart avaient environ 50 ans au début de l'HTS. L'étude WHI a aussi indiqué que lorsque l'HTS était poursuivie, le risque de maladie du cœur avait une tendance à la baisse marquée – autrement dit, la poursuite de l'HTS avait réduit le risque de maladie du cœur.

L'analyse des résultats de la WHI par tranches d'âges révèle dans l'ensemble une réduction de 50 pour cent du risque de maladie du cœur chez les participantes qui avaient entre 50 et 59 ans au début de l'étude. Ces résultats pourraient s'expliquer par le fait que les œstrogènes font augmenter le risque d'attaque cérébrale et d'infarctus en favorisant la coagulation du sang, mais à long terme, ils font diminuer ce risque en pouvant empêcher la formation d'athérosclérose dans les vaisseaux sanguins.

Si l'HTS est entreprise par une femme dont le corps n'a pas souffert d'une carence en œstrogènes, comme c'est le cas d'une femme qui commence une HTS vers 50 ans, les œstrogènes ont moins d'effets coagulants et plus d'effets protecteurs contre l'athérosclérose à long terme. Les femmes plus âgées qui débutent une HTS après des années de carence en œstrogènes auront déjà développé l'athérosclérose et pourraient être plus vulnérables aux effets coagulants des œstrogènes.

Il n'y a pas encore de données sur d'autres méthodes d'HTS qui pourraient avoir des effets différents; il faudrait mener une étude sur les différents types d'HTS commencés par des femmes de 45 à 56 ans. Toutefois, jusqu'à ce qu'une telle étude soit effectuée, l'HTS ne devrait pas être entamée en prévention des infarctus par une femme qui en a déjà eu un.

Si vous avez souffert d'une angine de poitrine, d'un infarctus ou d'une attaque cérébrale dans le passé, vous devriez consulter votre médecin pour discuter des avantages et risques possibles de l'HTS dans votre cas. Cependant, si vous suiviez déjà une HTS à la survenue de votre première crise cardiaque ou attaque cérébrale, il n'y a probablement aucune raison d'arrêter l'HTS, car la poursuite du traitement pourrait réduire le risque de récidive à long terme.

Cancer de l'utérus

Chaque année, environ 8 sur 100 000 femmes âgées de plus de 50 ans qui ne sont pas sous HTS développent un cancer de l'endomètre (muqueuse utérine). Les femmes qui suivent pendant cinq ans une HTS par œstrogènes seuls voient leur risque sextupler. Les recherches ont montré que l'ajout de progestatifs pour contrer les effets des œstrogènes réduisait ce risque. Avec une HTS par œstrogènes et progestatifs combinés, le risque du cancer de l'endomètre est au moins égal, sinon moindre, que celui que l'on constate chez les non-utilisatrices d'HTS.

Cancer de l'ovaire

Le risque de cancer de l'ovaire semble accuser une légère hausse chez les femmes qui utilisent une HTS par œstrogènes seuls pendant plus de cinq ans. Le risque de base de cancer de l'ovaire pour les femmes âgées de 50 à 69 ans est de 9 pour 1 000 chez les non-utilisatrices ; 10 pour 1 000 chez les utilisatrices d'HTS par œstrogènes seuls pendant cinq ans, augmentant à 12 pour 1 000 après dix années d'HTS. L'effet à long terme d'une HTS par œstrogènes et progestatifs combinés sur le cancer de l'ovaire n'a pas encore été étudié.

POINTS CLÉS

- Les risques potentiels liés à l'utilisation de l'HTS comprennent les cancers du sein et de l'endomètre, la thrombose veineuse et l'attaque cérébrale.
- L'utilisation d'œstrogènes équins conjugués seuls ne semble pas être associée à un risque accru de cancer du sein.
- L'HTS par œstrogènes équins conjugués et acétate de médroxyprogestérone combinés est associée à un risque accru de cancer du sein.
- Le risque de cancer du sein baisse après la cessation de l'HTS et, après cinq ans, devient le même que celui d'une femme qui n'a jamais suivi d'HTS.
- L'utilisation de l'HTS accroît le risque de thrombose veineuse, surtout au cours de la première année.
- L'HTS entamée au moment de la ménopause pourrait à long terme réduire le risque de maladie du cœur.
- Les risques potentiels associés à l'utilisation de l'HTS sont plus petits que les risques pour la santé liés au tabac ou à l'obésité.

Les types d'HTS

Disponibilité de l'HTS

L'hormonothérapie substitutive (HTS) est disponible seulement sur ordonnance. Il y a de nombreux types d'HTS sur le marché, certains faisant appel à la fois aux œstrogènes et aux progestatifs, d'autres aux œstrogènes seulement, dans une variété de préparations.

Préparations d'œstrogènes

Les œstrogènes utilisés dans l'HTS sont soit naturels, soit synthétiques. Les deux types produisent des effets similaires aux œstrogènes secrétés par les ovaires. Les œstrogènes naturels ont une structure chimique semblable à celle des œstrogènes produits par les ovaires, alors que les œstrogènes de synthèse ont une structure différente. L'œstradiol, l'œstrone et l'œstriol sont des œstrogènes naturels issus de l'ovaire humain. L'équiline et la 17-alpha-dihydroéquiline sont des œstrogènes naturels équins extraits de l'urine de juments enceintes. Le dienœstrol, l'éthinylœstradiol et le mestranol sont des œstrogènes de synthèse.

Les différents types de préparations d'œstrogènes et de progestatifs

Les préparations d'œstrogènes et de progestatifs sont disponibles sous une variété de formes, les comprimés étant la plus courante. Les hormones administrées par voie systémique circulent dans tout le corps, alors que les œstrogènes administrés par voie vaginale ne traitent que les symptômes vaginaux.

Œstrogène	Progestatif
Voie systémique • Comprimé • Timbre transdermique • Implant • Gel • Vaporisateur nasal • Anneau vaginal	*Voie systémique* • Comprimé • Timbre transdermique (combiné à l'œstrogène) *Intra-utérin* • Système intra-utérin au lévonorgestrel (SIU-LN)
Voie vaginale (locale) • Crème • Ovule • Anneau • Comprimé	*Voie vaginale (locale)* • Gel • Ovule

Les œstrogènes naturels, humains comme équins, sont privilégiés dans les préparations d'HTS, car ils ont moins d'effets secondaires. Les œstrogènes de synthèse, plus puissants, sont utilisés de préférence pour la contraception, car ils suppriment efficacement l'ovulation. Les œstrogènes utilisés en HTS sont disponibles sous une variété de formes. Les œstrogènes administrés par voie systémique, sous forme de comprimés, de timbres transdermiques, d'implants, de gels ou d'anneau vaginal, sont véhiculés par le courant sanguin dans tous les tissus du corps. Les œstrogènes sous forme de crèmes, d'ovules, de comprimés et d'anneau vaginal permettent une application locale vaginale.

Préparations de progestatifs

Les progestérones sont également secrétées par les ovaires. En comprimés, les progestérones sont très instables et ont un grand effet sédatif (qui cause la somnolence). Pour être efficaces, les comprimés de progestérones naturelles doivent être pris plusieurs fois par jour. Les progestérones naturelles, sous forme de gel vaginal, d'ovule (inséré dans le vagin) ou de suppositoire (inséré dans le rectum), traversent la paroi du vagin ou du rectum et sont ensuite absorbées dans le courant sanguin; toutefois, leur utilisation peut être salissante.

Pour des raisons de commodité, l'HTS fait appel à des formes de synthèse de la progestérone que l'on appelle progestatifs. Les progestatifs ont des effets similaires à ceux des progestérones naturelles; ils sont disponibles sous forme de comprimés oraux, à prendre une fois par jour, ou de timbres transdermiques combinés aux œstrogènes. Les femmes qui commencent une HTS avant ou juste après la ménopause utilisent le plus souvent l'HTS combinée d'œstrogènes et de progestatifs administrés de façon cyclique. Les œstrogènes sont pris tous les jours sans arrêt, tandis que les progestatifs sont pris pendant 10 à 14 jours par mois, pour reproduire le cycle hormonal naturel dans lequel la progestérone est secrétée durant les 14 derniers jours du cycle suivant l'ovulation. Comme dans le cycle menstruel naturel, lorsque la production de progestérones ou de progestatifs s'arrête, la « privation » d'hormones donne lieu à un saignement menstruel ou règles.

La plupart des femmes qui ont passé la ménopause ne veulent pas ravoir de menstruations. Pour éviter le retour des règles, elles recourent à une combinaison d'œstrogènes et de progestatifs quotidiennement. La prise continue des deux hormones ensemble empêche l'épaississement de la muqueuse utérine, rendant les règles de privation inutiles, tout en offrant une protection contre le cancer de l'endomètre.

Comprimés oraux

Œstrogènes

Les œstrogènes sont prescrits le plus souvent sous forme de comprimés. Si vous avez eu une hystérectomie, une HTS par œstrogènes seuls est suffisante – les progestatifs sont inutiles puisque vous n'avez pas plus d'utérus à protéger. Les comprimés devraient être pris quotidiennement, sans interruption, à peu près à la même heure chaque jour.

Progestatifs

Si vos règles n'ont pas cessé et que vous avez toujours votre utérus, vous devez prendre des progestatifs chaque mois, pendant 10 à 14 jours, afin de reproduire le cycle menstruel naturel. Les comprimés associant œstrogènes et progestatifs sont le plus souvent présentés en plaquettes-calendriers pour en faciliter la bonne observance. Vers l'âge de 55 ans, lorsque la plupart des femmes ont cessé complètement d'avoir leurs règles, il est possible de prendre des progestatifs et des œstrogènes combinés chaque jour (traitement sans règles).

Il existe également des comprimés de progestatifs seuls, que les femmes qui le désirent peuvent associer aux œstrogènes de leur choix. Dans ce cas-là, beaucoup de médecins recommandent aux femmes de prendre les progestatifs pendant les 10 à 14 premiers jours du mois calendaire, par exemple en commençant le 1er mars, le 1er avril et ainsi de suite. Par rapport aux plaquettes standard, cette méthode a l'avantage de faciliter l'ajustement du type et de la dose d'œstrogènes et de progestatifs à utiliser. Des règles de privation devraient commencer vers le milieu de chaque mois, ce qui permet au médecin d'évaluer facilement tout saignement irrégulier nécessitant un examen plus approfondi.

Les femmes dont la dernière menstruation naturelle remonte à plus d'un an peuvent prendre la même dose de progestatifs en continu quotidiennement.

Avantages des comprimés

La plupart des femmes trouvent que les comprimés sont faciles à utiliser et que leurs effets sont rapidement renversés si elles décident d'arrêter le traitement (voir page 115, à la section portant sur l'arrêt de l'HTS).

Désavantages des comprimés

Il n'est pas toujours évident de penser à prendre des comprimés chaque jour, et encore moins lorsque l'on n'est pas chez soi; un oubli peut déclencher des fluctuations dans les taux d'hormones et des saignements irréguliers.

Par voie orale, des doses beaucoup plus élevées d'hormones sont nécessaires pour compenser les fortes pertes subies au cours de leur passage dans l'intestin puis dans le foie, où elles sont normalement dégradées et excrétées du corps. De telles doses peuvent accroître les effets secondaires. La prise d'hormones en comprimés entraîne plus fréquemment la nausée que les autres méthodes d'administration. Toutefois, on peut minimiser ce risque en prenant les comprimés avec de la nourriture ou avant de se coucher. Il est rare que les œstrogènes oraux soient mal absorbés au point de ne pas contrôler les symptômes ménopausiques et de nécessiter une autre voie d'administration des hormones.

Timbres transdermiques

Œstrogènes

Les timbres transdermiques permettent aux hormones de traverser la peau et d'entrer dans le courant sanguin sans passer par le foie. Selon leur type, les timbres sont appliqués une ou deux fois par semaine. Les timbres « matrix », de conception plus récente, ressemblent à une fine pellicule de plastique et sont généralement bien tolérés. Les anciens timbres « réservoirs », contenant de l'alcool, peuvent causer des irritations cutanées; ils sont plus épais que les timbres matrix et ont une poche ronde au centre.

Le haut des fesses est le meilleur endroit où appliquer le timbre. Enlevez la pellicule protectrice à l'endos du timbre et collez le côté adhésif sur votre peau, en veillant à ce que celle-ci soit propre, sèche et exempte de talc, d'huile de bain ou de crème corporelle. Pressez fermement le timbre sur votre peau pendant environ dix secondes, puis passez vos doigts sur le pourtour pour bien sceller le bord.

Vous pouvez garder le timbre pendant que vous prenez votre bain ou que vous allez nager, mais vous pouvez aussi l'enlever temporairement pendant environ une demi-heure – conservez alors la pellicule protectrice pour la remettre sur le timbre jusqu'à sa réutilisation. Couvrez le timbre lorsque vous prenez un bain de soleil et enlevez-le si vous vous utilisez un lit solaire, afin d'éviter que les rayons n'irritent la peau autour du timbre. Lorsque vous remplacez un timbre, changez l'emplacement, par exemple en alternant d'une fesse à l'autre. S'ils sont mis plusieurs fois au même endroit, les timbres pourraient y causer des rougeurs et des irritations cutanées.

Sous le timbre, les hormones traversent la peau et pénètrent dans les vaisseaux sanguins.

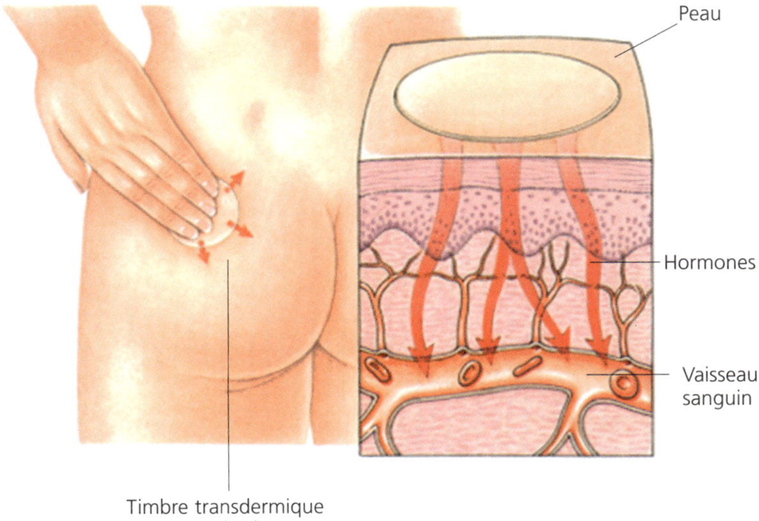

Les timbres transdermiques délivrent les hormones directement dans le courant sanguin à travers la peau. Comme les hormones ne passent pas en premier par l'estomac et le foie, comme c'est le cas avec les comprimés, la dose requise est beaucoup plus faible, réduisant ainsi les effets secondaires.

Œstrogènes et progestatifs combinés

Il existe des timbres transdermiques qui produisent un saignement menstruel. À l'instar des comprimés, les timbres d'œstrogènes et de progestatifs combinés s'utilisent pendant les deux premières semaines et les timbres d'œstrogènes seuls, pendant les deux dernières.

Les femmes postménopausées qui ne veulent pas avoir de règles peuvent utiliser des timbres d'œstrogènes et de progestatifs combinés en continu.

Avantages des timbres

Contrairement aux comprimés, les timbres délivrent des hormones qui ne passent pas d'abord dans l'estomac et dans le foie; leur dose d'hormones est donc plus faible, réduisant ainsi les effets secondaires. En outre, les timbres maintiennent un taux d'hormones beaucoup plus stable que les comprimés. Plusieurs dosages différents sont disponibles.

Désavantages des timbres

Le principal désavantage des timbres, c'est leur variété limitée. À l'heure actuelle, les timbres combinés ne présentent qu'un seul dosage, sans choix de type d'œstrogène ni de progestatif, ce qui peut rendre difficile l'ajustement de la dose appropriée.

Occasionnellement, les timbres ne collent pas parfaitement, surtout par temps très chaud et humide, mais on peut facilement remédier au problème en couvrant le timbre de ruban chirurgical de cinq centimètres de largeur.

Il est normal que la peau rougisse sous le timbre même si, conformément aux recommandations, ce timbre n'est pas collé au même endroit que le précédent. Toutefois, quelques femmes développent une réaction cutanée grave les obligeant à cesser l'utilisation les timbres; dans un tel cas, changer de marque peut parfois aider.

Gel

Les œstrogènes, mais non les progestatifs, sont disponibles sous forme de gel, une méthode de plus en plus populaire en HTS. Le gel est appliqué quotidiennement sur les bras, les épaules ou les cuisses et il est absorbé dans le courant sanguin à travers la peau.

Avantages du gel

Beaucoup de femmes trouvent l'utilisation du gel facile et pratique, avec peu d'effets secondaires. Contrairement à certains timbres d'œstrogènes, les gels entraînent rarement un problème d'irritation de la peau. La dose est facile à modifier et à équilibrer pour traiter les symptômes.

Désavantages du gel

Certaines femmes ont des inquiétudes relativement à la surface correcte de peau à couvrir de gel. De façon générale, il est beaucoup plus facile d'appliquer le gel sur le haut des cuisses, comme une crème corporelle, sans trop se préoccuper de la surface de peau couverte. Le gel séchant rapidement, on peut s'habiller moins de cinq minutes après l'avoir appliqué. Il faut cependant éviter d'utiliser d'autres produits corporels ou de laver la surface traitée dans l'heure qui suit l'application du gel. La prise de progestatifs est nécessaire pour les femmes qui n'ont pas eu d'hystérectomie.

Pulvérisateur nasal

L'administration d'œstrogènes par voie nasale est une méthode relativement récente en HTS. Une pulvérisation dans les narines délivre une quantité d'œstrogènes qui sont rapidement absorbés dans le courant sanguin à travers les parois nasales.

Avantages du vaporisateur nasal

Certaines études semblent indiquer que cette méthode cause moins d'effets secondaires que les autres voies d'administration.

Désavantages du vaporisateur nasal

Des montées d'œstrogènes peuvent aggraver des maladies comme la migraine, qui sont mieux contrôlées par un niveau constant d'œstrogènes. L'ajout de progestatifs est nécessaire pour les femmes qui n'ont pas eu d'hystérectomie.

Anneau vaginal systémique

Un nouvel anneau vaginal à insérer dans le tiers supérieur du vagin a été élaboré de façon à permettre aux œstrogènes d'être absorbés dans le courant sanguin à travers la paroi vaginale. L'anneau est efficace pour traiter les bouffées de chaleur et les suées. Il a une durée d'utilisation de trois mois en continu.

Avantages de l'anneau vaginal

L'anneau vaginal a pour principal avantage d'être facile à utiliser et d'avoir peu d'effets secondaires. Il peut être retiré pendant les relations sexuelles, bien que cela ne soit pas nécessaire; il faudra alors le rincer à l'eau tiède avant de le réinsérer.

Désavantages de l'anneau vaginal

Chez certaines femmes, l'anneau provoque une sensation initiale de gêne qui disparaît généralement avec le temps. L'anneau peut se déplacer lors d'une forte toux ou d'un gros effort. L'ajout de progestatifs est nécessaire pour les femmes qui n'ont pas eu d'hystérectomie.

Implants

Œstrogènes

Un petit comprimé d'œstrogène est inséré dans le gras sous la peau, au bas de l'abdomen ou dans la fesse, et

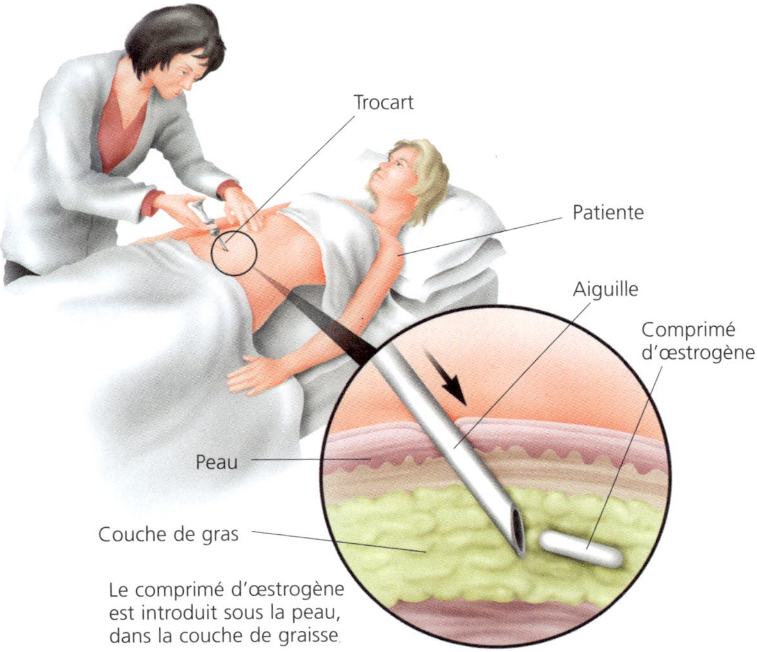

Le comprimé d'œstrogène est introduit sous la peau, dans la couche de graisse.

L'introduction d'un implant est une procédure simple nécessitant une anesthésie locale, une petite incision dans la partie inférieure de l'abdomen et l'insertion d'un comprimé d'œstrogène dans la couche de gras sous la peau. L'incision est ensuite refermée par des points de suture ou un morceau de bandelette adhésive.

dure environ six mois. Le désavantage de cette méthode, c'est que l'implant n'est pas facile à retirer si l'on décide d'arrêter l'HTS. L'insertion est une procédure simple qui peut être effectuée dans un cabinet médical ou à l'hôpital, en clinique externe. On donne une injection d'anesthésique local pour insensibiliser la peau. On pratique une petite incision, on y insère l'implant, puis on referme l'ouverture avec des points de suture ou un morceau de bandelette adhésive (*steri-strips*).

Testostérones

Les ovaires produisent des petites quantités de testostérone, la principale hormone masculine. Le rôle précis des testostérones chez les femmes n'est pas clair, toutefois, il y a de bonnes raisons de croire qu'un taux bas de testostérones peut avoir une influence négative sur l'humeur, l'énergie et la libido. Bien que ces symptômes soient souvent atténués par un apport adéquat d'œstrogènes de substitution, on recommande parfois un implant de testostérone pour les femmes qui n'ont plus de désir sexuel, surtout si elles ont eu une ablation des ovaires et ne peuvent plus produire de testostérones elles-mêmes.

Avantages des implants

L'avantage des implants, c'est qu'une fois qu'ils sont mis en place, vous n'avez plus à vous préoccuper de votre HTS pendant au moins six mois. La résorption des implants se fait lentement, ce qui permet de maintenir un niveau constant d'hormones. De toutes les formes d'HTS, ce sont les implants qui produisent les plus hauts taux d'œstrogènes et le meilleur effet sur la densité osseuse.

Désavantages des implants

Une chirurgie mineure est requise tous les six mois. Bien qu'en principe les implants se résorbent complètement au bout d'environ six mois, ils laissent souvent des petites bosses de tissus fibreux sous la peau, ainsi qu'une cicatrice là où ils ont été insérés. Le principal désavantage, c'est que si cette méthode ne vous convient pas, il est pratiquement impossible de retirer l'implant après son insertion.

Occasionnellement, les implants durent de moins en moins longtemps après chaque insertion, de sorte que les symptômes ménopausiques réapparaissent après seulement deux ou trois mois après le dernier implant, comme si les utilisatrices avaient développé une certaine immunité contre les effets de l'implant – paradoxalement, les taux d'œstrogènes sont très élevés. Ce phénomène est appelé « tachyphylaxie » et semble ne se produire qu'avec les implants. Malheureusement, le seul moyen de remédier au problème consiste à différer l'insertion de l'implant suivant jusqu'à ce que le niveau d'œstrogènes revienne à la normale. La tachyphylaxie peut généralement être évitée en mesurant le taux d'œstrogènes avant l'insertion de chaque implant, pour s'assurer que seulement la dose nécessaire est donnée. D'ailleurs, beaucoup de médecins exigent une mesure du taux d'œstrogènes de la patiente juste avant l'intervention.

Les femmes qui ont toujours leur utérus recourent rarement aux implants, car l'action soutenue des œstrogènes sur l'endomètre les oblige impérativement à prendre des progestatifs régulièrement jusqu'à épuisement des œstrogènes – parfois pendant plusieurs années après le dernier implant. Cet aspect peut être un problème pour les femmes sur qui les progestatifs ont des effets indésirables.

Œstrogènes vaginaux (locaux)

Les crèmes et ovules vaginaux sont utiles pour les femmes qui ont principalement des symptômes vaginaux. Leur utilisation est simple et facile, mais parfois un peu salissante. Les comprimés vaginaux sont une option plus pratique. Tous ces produits se placent directement dans le vagin.

Avantages des œstrogènes vaginaux

Il y a peu de risques associés à la bonne utilisation des œstrogènes vaginaux. Ils sont extrêmement profitables aux femmes dont les symptômes se limitent à la sécheresse vaginale ou à des troubles de la vessie. Ils peuvent être utilisés en plus des autres traitements standard d'HTS si la sécheresse vaginale est un problème continuel; il faut cependant faire une vérification auprès d'un médecin pour exclure les causes non hormonales.

Désavantages des œstrogènes vaginaux

Les crèmes et ovules sont parfois d'usage salissant. Les comprimés d'œstrogènes (vendus avec un applicateur permettant de placer le comprimé bien au fond du vagin) et l'anneau vaginal sont d'autres formes disponibles.

Respectez bien la prescription, car certains types d'œstrogènes vaginaux sont absorbés dans le courant sanguin et n'agissent donc pas juste localement. Dans ce cas-là, l'ajout de progestatifs pourrait être nécessaire pour les femmes qui n'ont pas eu d'hystérectomie. Au besoin, demandez conseil à un médecin.

Autres formes de progestatifs

Progestérones naturelles

Les progestérones naturelles, de structure identique aux progestérones secrétées par les ovaires, sont

Préparations de progestérones

Au lieu d'une préparation d'œstrogènes et de progestatifs combinés, le médecin peut prescrire l'une des préparations d'œstrogènes seuls énumérées précédemment, en association avec l'une des préparations de progestérones suivantes :

Comprimé

Duphaston-HRT (Solvay)

- dydrogestérone 10 mg

Micronor-HRT (Janssen-Cilag)

- noréthistérone 1 mg

Provera (Pharmacia)

- acétate de médroxyprogestérone 2,5 mg, 5 mg ou 10 mg

Suppositoire/ovule

Cyclogest (Shire)

- progestérone 200 mg ou 400 mg par voie vaginale ou rectale

Gel vaginal

Crinone (Serono)

- progestérone 8 % (non approuvé pour l'HTS)

Système intra-utérin

Mirena (Schering)

- lévonorgestrel 52 mg (20 mg par 24 heures)

disponibles sous forme de gel vaginal. On utilise le gel généralement tous les deux jours pendant les 12 derniers jours du cycle pour stimuler des règles de privation. Dans certains essais cliniques, le gel était utilisé deux fois par semaine en association avec les œstrogènes, dans le cadre d'un traitement combiné continu.

Les suppositoires à la progestérone naturelle rectaux ou vaginaux sont parfois utilisés par les femmes sur qui les progestérones ont des effets secondaires néfastes, mais les médecins les prescrivent rarement car ils ne sont pas des médicaments approuvés pour l'HTS (voir glossaire, page 162).

Les crèmes à la progestérone naturelle sont vendues dans les boutiques d'aliments naturels. Utilisées seules, ces crèmes peuvent soulager certains symptômes ménopausiques. Cependant, les progestérones naturelles ne devraient pas servir de composant progestatif d'une HTS combinée, parce qu'elles ne protègent pas adéquatement l'endomètre.

Système intra-utérin au lévonorgestrel

Le système intra-utérin au lévonorgestrel ou SIU-LN (Mirena®) est un contraceptif très efficace. Il est muni d'un réservoir de progestatifs au lévonorgestrel qui sont lentement libérés directement dans l'utérus, gardant la muqueuse utérine mince de façon à ne pas produire de règles.

Les effets secondaires sont nettement moindres que ceux des autres progestatifs et l'effet contraceptif peut représenter un avantage pour les femmes dont les règles n'ont pas encore cessé. Des saignements irréguliers sont le principal désavantage, mais chez la plupart des femmes, les règles s'arrêtent définitivement.

Le système intra-utérin au lévonorgestrel (SIU-LN)

Le système intra-utérin au lévonorgestrel (SIU-LN) ou Mirena est un contraceptif efficace. Il est muni d'un réservoir de progestatifs qui sont lentement libérés directement dans l'utérus.

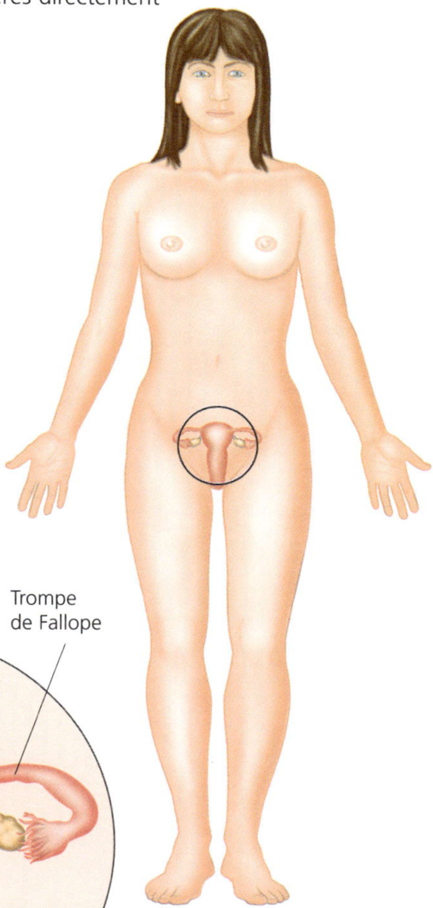

Position

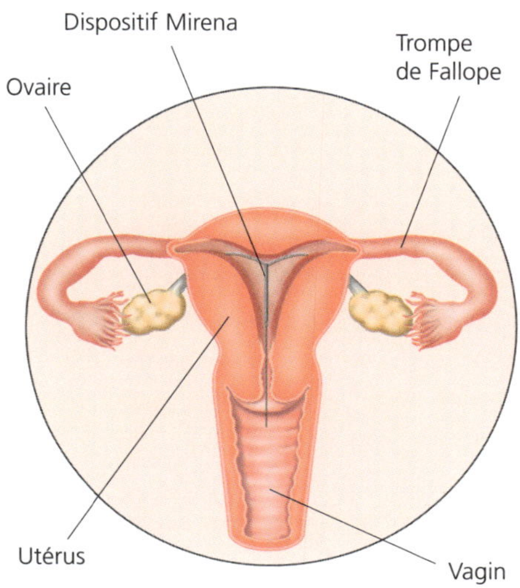

Autres traitements médicinaux

Tibolone

La tibolone (Livial) est une préparation de synthèse appartenant à une classe de médicaments appelés « stéroïdes d'action sélective » (SAS). Elle est dérivée de sources végétales et combine les propriétés des œstrogènes, des progestatifs et des testostérones dans un seul comprimé.

Elle convient aux femmes dont les règles ont cessé à la suite de sa prise continuelle. Elle soulage les symptômes ménopausiques, tout en protégeant les tissus utérins et mammaires contre le stimulus des œstrogènes. On a de bonnes raisons de croire que le traitement à la tibolone est associé à un risque réduit de cancer du sein comparativement à l'HTS standard par œstrogènes et progestatifs combinés; des recherches plus approfondies sont cependant requises pour confirmer ces résultats préliminaires.

La tibolone a l'avantage d'arrêter les règles. Elle peut aussi être prise pour prévenir l'ostéoporose ou pour améliorer l'humeur ou la libido. Elle est utile pour les femmes chez qui la thérapie standard aux œstrogènes provoque une sensibilité des seins.

Des saignements inattendus peuvent être un problème occasionnel chez environ 10 à 15 pour cent des utilisatrices et le risque de saignement est plus grand si les ovaires produisent toujours des hormones, même en petites quantités. Pour cette raison, la tibolone n'est recommandée qu'aux femmes dont les règles naturelles ont cessé depuis au moins 12 mois – ceci évite de mener une enquête inutile sur la cause des saignements imprévisibles.

Raloxifène

Le raloxifène (Evista) est le premier d'une nouvelle classe de composés de synthèse appelés « modulateurs

Risques liés aux œstrogènes-progestatifs, de la tibolone et du raloxifène associés aux œstrogènes

Type de maladie	Œstrogènes	Œstrogènes-progestatifs	Tibolone	Raloxifène
Cancer du sein	Risque égal	Risque accru	Risque peut-être moindre	Risque peut-être moindre
Cancer de l'endomètre (muqueuse utérine)	Risque accru	Risque égal	Risque égal	Risque égal
Maladie du cœur et attaque cérébrale	Risque accru	Risque accru	Risque moindre/ risque égal	Risque accru/ risque égal
Thrombose veineuse	Risque accru	Risque accru	Risque moindre/ risque égal	Risque accru/ risque égal

Efficacité des œstrogènes, des œstrogènes-progestatifs, de la tibolone et du raloxifène

Type de symptôme	Œstrogènes	Œstrogènes progestatifs	Tibolone	Raloxifène
Densité osseuse	Amélioration des symptômes	Amélioration des symptômes	Amélioration des symptômes	Amélioration des symptômes
Bouffées de chaleur et suées	Amélioration des symptômes	Amélioration des symptômes	Amélioration des symptômes	Aggravation possible
Symptômes vaginaux	Amélioration des symptômes	Amélioration des symptômes	Amélioration des symptômes	Aucun changement

Avantages et désavantages des différents types d'HTS

Avantages	Désavantages
Comprimés	
• faciles à utiliser • méthode facilement réversible • peu coûteux • peuvent être combinés aux progestatifs	• en passant par le foie, libèrent moins d'hormones dans le courant sanguin • doivent être pris chaque jour
Timbres transdermiques	
• pratiques • faciles à utiliser • libèrent davantage d'hormones dans le courant sanguin • méthode facilement réversible • peuvent être combinés aux progestatifs	• peuvent se décoller • peuvent irriter la peau • plus coûteux que les comprimés • doivent être changés une fois ou deux par semaine
Gel	
• méthode facilement réversible • facile à utiliser • libère davantage d'hormones dans le courant sanguin	• doit couvrir une surface appropriée de peau • plus coûteux que les comprimés • doit être appliqué chaque jour • au besoin, nécessite la prise de progestatifs sous une autre forme
Vaporisateur nasal	
• facile à utiliser • libère davantage d'hormones dans le courant sanguin • a peut-être moins d'effets secondaires que les autres méthodes d'administration	• peut causer des symptômes nasaux généralement mineurs • effets à long terme inconnus

Avantages et désavantages des différents types d'HTS (suite)

Avantages	Désavantages
Vaporisateur nasal *(suite)*	
• méthode facilement réversible	• plus coûteux que les comprimés • doit être utilisé chaque jour • au besoin, nécessite la prise de progestatifs sous une autre forme • provoque des montées d'œstrogènes pouvant aggraver des maladies comme la migraine
Implants	
• pas de risque de doses oubliées • libèrent davantage d'hormones dans le courant sanguin • effet prolongé (4-12 mois) • peu coûteux	• nécessite une petite intervention chirurgicale • peut causer des taux d'hormones anormalement élevés • méthode non réversible rapidement • prise de progestatifs obligatoire pendant un certain temps après le dernier implant
Œstrogènes vaginaux	
• utiles si des symptômes vaginaux sont les seuls problèmes • méthode facilement réversible	• certains types d'œstrogènes sont absorbés dans le courant sanguin • peut nécessiter une prise de progestatifs s'ils sont utilisés pendant plus de trois mois • les crèmes et les ovules sont parfois d'usage salissant

Combinaisons d'œstrogènes-progestatifs

Ces thérapies d'hormones sexuelles combinent œstrogènes et progestatifs

Marque	Œstrogènes	Dose
Climagest	Valérate d'œstradiol	1 ou 2 mg
Cyclo-Progynova	Valérate d'œstradiol	1 ou 2 mg
Elleste Duet	Œstradiol	1 ou 2 mg
Estracombi	Œstradiol	50 µg
Evorel-Pak	Œstradiol	50 µg
Evorel Sequi	Œstradiol	50 µg
Femapak	Œstradiol	40 ou 80 µg
Femoston 1/10	Œstradiol	1 mg
Femoston 2/10	Œstradiol	2 mg
Femseven Sequi	Œstradiol	50 µg
Femtab Sequi	Œstradiol	2 mg
Novofem	Œstradiol	1 mg
Nuvelle	Valérate d'œstradiol	2 mg
Premique Cycle	Œstrogènes conjugués	0,625 mg
Prempak-C	Œstrogènes conjugués	0,625 ou 1,25 mg
Tridestra	Valérate d'œstradiol	2 mg
Trisequens	Œstradiol	2 ou 1 mg

Œstrogènes-progestatifs en continu

Ces thérapies d'hormones sexuelles combinent œstrogènes et progestatifs

Marque	Œstrogènes	Dose
Angeliq	Œstradiol	1 mg
Climesse	Valérate d'œstradiol	2 mg
Elleste Duet Conti	Œstradiol	2 mg
Evorel Conti	Œstradiol	50 µg
Femoston Conti	Œstradiol	1 mg
FemSeven Conti	Œstradiol	50 µg
Indivina	Œstradiol	1 ou 2 mg
Kliofem	Œstradiol	2 mg
Kliovance	Œstradiol	1 mg
Nuvelle Continuous	Œstradiol hémihydraté	2 mg
Premique Low Dose	Œstrogènes conjugués	0,3 mg
Premique	Œstrogènes conjugués	0,625 mg

et produisent un saignement mensuel ou trimestriel.

Progestatifs	Dose	Présentation	Saignement
Noréthistérone	1 mg	Comprimés	Mensuel
Lévonorgestrel	0,25 ou 0,5 mg	Comprimés	Mensuel
Noréthistérone	1 mg	Comprimés	Mensuel
Noréthistérone	0,25 mg	Timbres	Mensuel
Noréthistérone	1 mg	Timbres/comprimés	Mensuel
Noréthistérone	170 µg	Timbres	Mensuel
Dydrogestérone	10 mg	Timbres/comprimés	Mensuel
Dydrogestérone	10 mg	Comprimés	Mensuel
Dydrogestérone	10 mg	Comprimés	Mensuel
Lévonorgestrel	10 µg	Timbres	Mensuel
Lévonorgestrel	75 µg	Comprimés	Mensuel
Noréthistérone	1 mg	Comprimés	Mensuel
Lévonorgestrel	75 µg	Comprimés	Mensuel
Médroxyprogestérone	10 mg	Comprimés	Mensuel
Norgestrel	150 µg	Comprimés	Mensuel
Médroxyprogestérone	20 mg	Comprimés	Trimestriel
Noréthistérone	1 mg	Comprimés	Mensuel

pris quotidiennement pour éviter d'avoir des règles régulières.

Progestatifs	Dose	Présentation	Saignement
Drospirénone	2 mg	Comprimés	Aucun
Noréthistérone	0,7 mg	Comprimés	Aucun
Noréthistérone	1 mg	Comprimés	Aucun
Noréthistérone	170 µg	Timbres	Aucun
Dydrogestérone	5 mg	Comprimés	Aucun
Lévonorgestrel	7 µg	Timbres	Aucun
Médroxyprogestérone	2,5 ou 5 mg	Comprimés	Aucun
Noréthistérone	1 mg	Comprimés	Aucun
Noréthistérone	0,5 mg	Comprimés	Aucun
Noréthistérone	1 mg	Comprimés	Aucun
Médroxyprogestérone	1,5 mg	Comprimés	Aucun
Médroxyprogestérone	5 mg	Comprimés	Aucun

Œstrogènes seuls

Les femmes qui ont eu une hystérectomie n'ont besoin que d'œstrogènes seuls.

Marque	Œstrogènes	Dose	Présentation
Aerodiol	Œstradiol hémihydraté	150 µg	Vaporisateur nasal
Climaval	Œstradiol	1 ou 2 mg	Comprimés
Elleste Solo	Œstradiol	1 ou 2 mg	Comprimés
Elleste Solo MX	Œstradiol	40 ou 80 µg	Timbres
Estraderm MX	Œstradiol	25, 50, 75 ou 100 µg	Timbres
Estraderm TTS	Œstradiol	25, 50 ou 100 µg	Timbres
Estradot	Œstradiol	25, 37.5, 50, 75 ou 100 µg	Timbres
Evorel	Œstradiol	25, 50, 75 ou 100 µg	Timbres
Fematrix	Œstradiol	40 ou 80 µg	Timbres
FemSeven	Œstradiol	50, 75 ou 100 µg	Timbres
Femtab	Valérate d'œstradiol	1 ou 2 mg	Comprimés
Harmogen	Estropipate	1,5 mg	Comprimés
Hormonin	Œstriol, œstrone et œstradiol		Comprimés
Menoring	Œstradiol	50 µg	Anneau vaginal
Oestrogel	Œstradiol	1,5 mg	Gel
Premarin	Œstrogènes conjugués	0,625 ou 1,25 mg	Comprimés
Progynova	Valérate d'œstradiol	1 ou 2 mg	Comprimés
Progynova TS	Œstradiol	50 ou 100 µg	Timbres
Sandrena	Œstradiol	0,5 ou 1 mg	Gel
Zumenon	Œstradiol	1 ou 2 mg	Comprimés

Œstrogènes locaux

Les œstrogènes peuvent être appliqués directement (localement) sur les régions qui produisent des symptômes tels que la sécheresse vaginale. Respectez bien la prescription, car un excédent d'œstrogènes peut être absorbé dans le courant sanguin, à travers la peau, et affecter tout le corps.

Marque	Œstrogènes	Dose	Présentation
Estring	Œstradiol	7,5 µg	Anneau vaginal
Ortho-Gynest	Œstriol	0,5 mg	Ovule vaginal
Ortho-Gynest	Œstriol	0,01%	Crème vaginale
Ovestin	Œstriol	0,1%	Crème vaginale
Premarin	Œstrogènes conjugués	0,0625%	Crème vaginale
Vagifem	Œstradiol	25 µg	Comprimés vaginaux

Stéroïdes d'action sélective (SAS)

Cette préparation combine les propriétés des œstrogènes, progestatifs et testostérones.

Marque	Œstrogènes	Dose	Présentation
Livial	Tibolone	2,5 mg	Comprimés

Modulateurs sélectifs des récepteurs œstrogéniques (MSRE ou SERM)

Les MSRE simulent certaines actions des œstrogènes. Ils sont utilisés dans le traitement de l'ostéoporose post-ménopausique.

Marque	Œstrogènes	Dose	Présentation
Evista	Raloxifène	60 mg	Comprimés

sélectifs des récepteurs œstrogéniques» (MSRE ou SERM). Les MSRE simulent certaines actions des œstrogènes tout en s'opposant à d'autres. Il a été démontré que le raloxifène favorise l'accroissement de la densité osseuse chez les femmes postménopausées, mais moins efficacement que les œstrogènes. Il ne soulage pas les bouffées de chaleur ou les suées qu'il pourrait, au contraire, faire resurgir. Il aurait théoriquement l'avantage de ne pas stimuler la muqueuse utérine. Actuellement, le raloxifène est recommandé aux femmes à risque d'ostéoporose en prévention des fractures de la colonne vertébrale. Selon des études, il pourrait aussi réduire le risque de cancer du sein, particulièrement les tumeurs œstrogéno-dépendantes. Cependant, le risque de thrombose veineuse est doublé dans les premières années d'utilisation du raloxifène.

POINTS CLÉS

- Il y a plusieurs types d'œstrogènes et de progestatifs dont certains pourraient ne pas vous convenir.
- Les hormones (œstrogènes et progestatifs) sont prises de façon cyclique pendant la ménopause, mais peuvent être prises en continu après l'arrêt des règles.
- Les œstrogènes sont disponibles sous forme de comprimé, de timbre, de gel, de vaporisateur nasal, d'anneau vaginal ou d'implant.
- Chaque méthode d'administration des hormones comporte ses avantages et désavantages.
- Il existe d'autres préparations plus spécifiques, comme les œstrogènes locaux pour la sécheresse vaginale et les testostérones pour la perte de désir sexuel.

Comment suivre une HTS

L'importance des progestatifs

Il y a plusieurs types différents d'HTS. Pour la plupart des femmes qui ont eu une hystérectomie, une HTS par œstrogènes seuls suffit; pour celles qui ne le sont pas, l'ajout de progestatifs est nécessaire pour protéger l'utérus d'un cancer de l'endomètre. On conseille parfois la prise de progestatifs aux femmes qui ont eu une hystérectomie à la suite d'une endométriose. L'endométriose survient lorsque des fragments de l'endomètre, la muqueuse utérine, se retrouvent hors de l'utérus, dans d'autres parties du corps. Elle est stimulée par les œstrogènes et supprimée par les progestatifs, d'où l'effet bénéfique de ces derniers.

Femmes avec utérus

HTS combinée séquentielle (cyclique)

La plupart des femmes utilisent ce type d'HTS, où les œstrogènes sont pris en continu et les progestatifs, de façon cyclique. Les œstrogènes sont administrés sous forme de comprimé (quotidiennement), de timbre (une ou deux fois par semaine), de gel, de vaporisateur nasal,

L'HTS vous convient-elle ?

La figure qui suit peut vous aider à faire un choix.

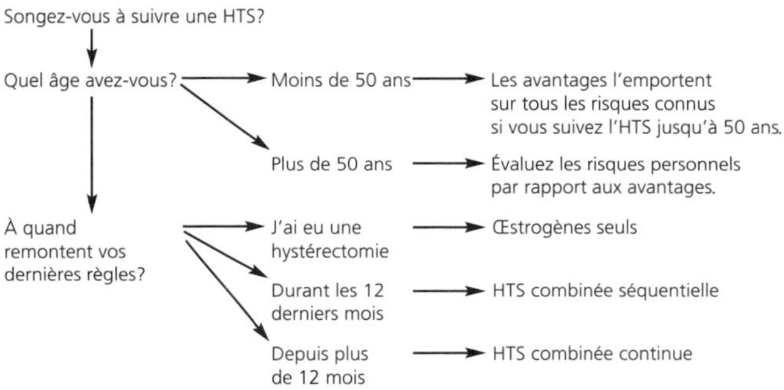

d'anneau vaginal ou d'implant. Les progestatifs sont ajoutés chaque mois, sous forme de comprimés à prendre pendant 10 à 14 jours ou de timbres (progestatifs et œstrogènes combinés) à changer deux fois par semaine.

Les plaquettes-calendriers permettent de se rappeler quand prendre les progestatifs. Dans le cas d'œstrogènes et de progestatifs prescrits séparément, la plupart des médecins recommandent que le traitement aux progestatifs commence le premier jour du mois calendaire. Toutes ces formes d'HTS devraient provoquer des règles de privation vers ou peu après la fin du traitement aux progestatifs. Tout saignement menstruel inattendu devrait être signalé au médecin.

Récemment, on a introduit une nouvelle HTS combinée à cycle long, dans laquelle les œstrogènes sont administrés quotidiennement (comme avant) et les progestatifs, seulement tous les trois mois (au lieu de tous les mois). De ce fait, les règles de privation ne surviennent que quatre fois par an. Le désavantage de

HTS combinée séquentielle

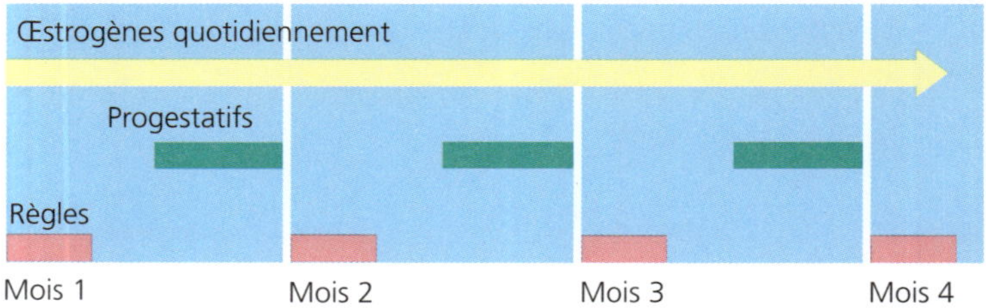

HRT combinée à cycle long

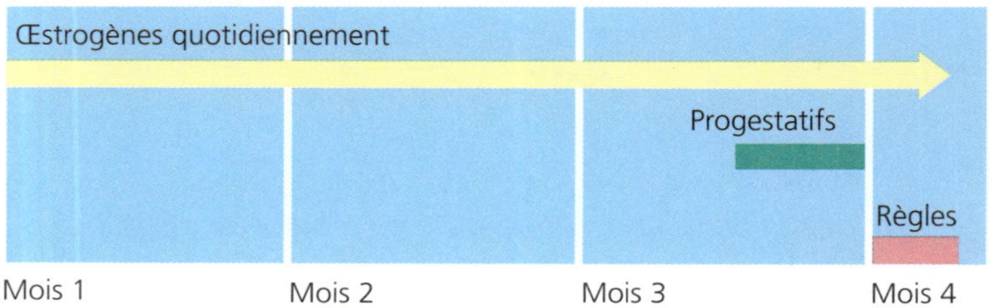

ce traitement, c'est qu'il faut une dose relativement élevée de progestatifs, ce qui peut engendrer des effets secondaires tels que des ballonnements, des maux de tête et de l'irritabilité, ainsi que des saignements abondants ou prolongés. Malgré cela, l'HTS à cycle long est utile pour les femmes dont les règles naturelles sont rares.

HTS combinée continue

La plupart des femmes qui ont passé la ménopause ne veulent pas ravoir de menstruations. À cette fin, elles prennent une association d'œstrogènes et de progestatifs quotidiennement, d'où l'expression « HTS combinée continue » . La prise continue des deux hormones ensemble empêche l'épaississement de la muqueuse

HTS combinée continue

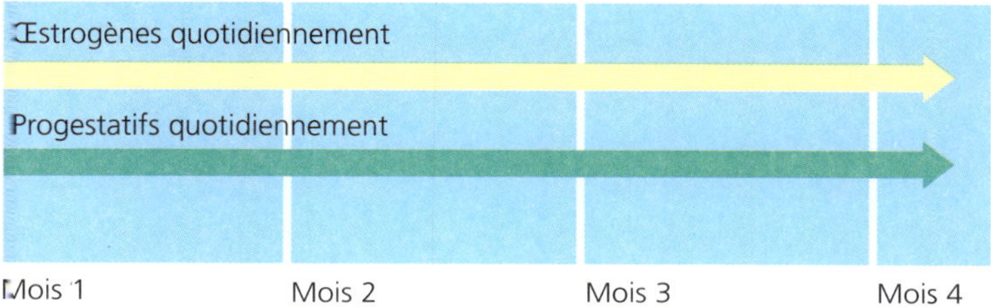

utérine, rendant les règles de privation inutiles et offrant en même temps une protection contre le cancer de l'endomètre. Cette HTS peut être suivie par des femmes préménopausées, mais elle comporte un problème fréquent de saignement inattendu.

Même chez les femmes postménopausées, des saignements imprévisibles peuvent survenir durant les quelques premiers mois, parfois abondants et prolongés. Toutefois, chez la plupart des femmes qui persévèrent, les saignements cessent généralement dans l'année qui suit. Plus il y a de temps qu'une femme a été en postménopause avant de commencer l'HTS, moins elle risque d'avoir des saignements. Dans ce cas, une HTS combinée continue peut être très satisfaisante. Cependant, les oublis de pilules entraînent souvent des pertes de sang.

Une femme postménopausée en cours d'HTS cyclique qui veut passer à une HTS sans règles devrait commencer à prendre ses nouveaux comprimés à la fin des règles de privation, alors qu'elle aurait normalement déjà entamé une plaquette de son ancienne HTS cyclique depuis plusieurs jours. Ceci réduit la probabilité de survenue de saignements non souhaités, car la muqueuse utérine est déjà mince au moment où débute la nouvelle HTS.

Une récente innovation consiste à donner des œstrogènes en continu aux femmes qui utilisent le système intra-utérin au lévonorgestrel (SIU-LN) (Mirena), employé pour la contraception. Le SIU est particulièrement avantageux pour les femmes qui sont à risque de grossesse. Il garde aussi la muqueuse utérine fine, car les progestatifs sont libérés directement dans l'utérus, et il a peu d'effets secondaires. Le SIU sert également à soulager les règles douloureuses ou abondantes. Au Royaume-Uni, il est largement utilisé en complément des œstrogènes en HTS. Comme c'est le cas dans d'autres traitements sans règles, des saignements imprévisibles peuvent survenir dans les premiers mois, mais généralement, le problème disparaît rapidement.

Prise cyclique d'œstrogènes

Autrefois, les femmes qui ont un utérus se voyaient prescrire un traitement consistant à prendre des œstrogènes trois semaines sur quatre, sans ajout de progestatifs. Avec ce traitement, les symptômes ménopausiques réapparaissaient durant la semaine sans œstrogènes et le risque de cancer de l'endomètre augmentait. Ce traitement n'est plus recommandé au Royaume-Uni, mais il est encore prescrit dans certains pays. Les femmes qui sont dans ce cas devraient discuter des autres types d'HTS avec leur médecin.

Femmes sans utérus

Prise continue d'œstrogènes

Les femmes qui ont eu une hystérectomie ont l'avantage de pouvoir se passer de progestatifs, ce qui réduit les risques d'effets secondaires indésirables. De nombreux choix de traitements aux œstrogènes s'offrent à elles, sous forme de comprimés (quotidiennement), timbres (une ou deux fois par semaine), gel (quotidiennement), vaporisateur nasal (quotidiennement), anneau vaginal (trimestriellement) ou implant (semestriellement).

Femmes ayant seulement des symptômes vaginaux

Œstrogènes locaux

Les œstrogènes topiques libérés directement dans le vagin sont très utiles pour traiter les symptômes locaux en l'absence d'autres symptômes ménopausiques. Ils sont disponibles sous forme de crème, d'ovules, de comprimés et d'anneau vaginal. Les symptômes s'atténuent dans les trois mois suivant le début du traitement. Cependant, ce n'est parfois qu'au bout d'un an de traitement continu que les bienfaits se font ressentir. La plupart des œstrogènes vaginaux sont très peu absorbés dans le courant sanguin; par conséquent, s'ils sont utilisés à court terme (jusqu'à trois mois), aucun traitement complémentaire aux progestatifs n'est requis. Toutefois, l'emploi d'une crème aux œstrogènes équins conjugués, ou l'utilisation à long terme d'une autre forme d'œstrogènes locaux, peut nécessiter un complément de progestatifs, sauf dans le cas d'une femme hystérectomisée. Une femme qui utilise des œstrogènes vaginaux et qui a des saignements inattendus doit consulter son médecin.

Le bon dosage d'hormones

Combien d'œstrogènes ?

La raison pour laquelle les œstrogènes sont prescrits détermine la dose à prendre. Plus les symptômes à soulager sont graves, plus la dose d'œstrogènes est élevée. Les femmes plus jeunes ont également besoin de doses plus fortes pour obtenir les mêmes bienfaits que les femmes plus âgées. Beaucoup de femmes se demandent pourquoi on ne mesure pas leur taux d'hormones – la raison, c'est que le taux normal d'œstrogènes fluctue tellement qu'il est plus approprié de surveiller le contrôle des symptômes. Si les symptômes ne sont pas contrôlés adéquatement, la dose requise d'œstrogènes doit être augmentée; si les effets secondaires sont problématiques, la dose est trop élevée. Selon les recherches, même des doses faibles d'œstrogènes peuvent protéger contre l'ostéoporose.

Combien de progestatifs ?

La dose de progestatifs doit être suffisamment élevée pour éliminer le risque de cancer de l'endomètre (muqueuse utérine) presque complètement. Cependant, des doses élevées non nécessaires devraient être évitées, car les progestatifs peuvent accroître le risque de cancer du sein lorsqu'ils sont pris avec des œstrogènes.

POINTS CLÉS

- Sauf si elle a eu une hystérectomie, une femme doit prendre des progestatifs en complément des œstrogènes, afin de protéger son endomètre contre le cancer.
- Les femmes qui traversent la ménopause recourent généralement à une HTS combinée séquentielle et ont des règles de privation chaque mois, à la fin de la prise de progestatifs.
- Les femmes postménopausées peuvent suivre une HTS combinée continue et n'ont pas à avoir de règles.
- Il convient d'utiliser la dose minimale d'œstrogènes nécessaire au traitement des symptômes ménopausiques.

HTS : quand commencer et quand arrêter

Quand commencer l'HTS ?

Le meilleur moment pour commencer l'HTS dépend de votre situation personnelle, de l'évaluation des risques et avantages potentiels, ainsi que de vos préférences. L'HTS est généralement entreprise aux alentours de la ménopause en vue de contrôler les bouffées de chaleur et les suées. Toutefois, elle peut être suivie à n'importe quel âge s'il y a des raisons valables de le faire.

Pendant combien de temps ?

La plupart des femmes font appel à une HTS pendant quelques années pour traiter les symptômes ménopausiques. Il n'y a aucune preuve que l'HTS accroît le risque de cancer si elle est suivie pendant moins de cinq ans. Pour les femmes qui souffrent de graves symptômes ménopausiques durant plus de cinq ans, l'HTS demeure une option efficace, surtout si les traitements non hormonaux ne donnent aucun résultat positif.

Toutefois, une utilisation à long terme de l'HTS peut être associée à un risque accru de cancer du sein – ce risque étant plus élevé avec l'HTS combinée qu'avec l'HTS par œstrogènes seuls. Il y a aussi un risque accru de thrombose veineuse et d'attaque cérébrale. L'HTS n'est pas seule en cause; la plupart de ces risques augmentent avec l'âge de toute façon. La seule personne en mesure de décider si les avantages de l'HTS sont plus grands que les risques potentiels, c'est bien vous. Votre décision dépendra de l'impact de vos symptômes ménopausiques sur votre bien-être.

On conseille souvent aux femmes de 60 ans ou plus qui ont besoin d'un traitement préventif de l'ostéoporose d'envisager en premier lieu les traitements non hormonaux. Les femmes qui optent pour l'HTS en prévention de l'ostéoporose devront suivre le traitement à vie, car la perte osseuse commence dès l'arrêt de l'HTS.

Certaines femmes continuent l'HTS toute leur vie pour le bien-être que le traitement leur procure. Il n'y a aucune raison pour laquelle elles devraient se priver de l'HTS, si elles ont soigneusement mis en balance les avantages et les risques.

On estime pour le moment que les femmes qui ont eu une ménopause précoce, spontanément ou en conséquence d'une ablation chirurgicale des ovaires, ne courent pas de risque additionnel en suivant l'HTS jusqu'à l'âge de 50 ans, quel que soit le nombre d'années de traitement. En effet, l'HTS ne fait que remplacer les hormones qui auraient dû être produites normalement jusqu'à la ménopause naturelle.

Comment arrêter l'HTS ?

L'HTS maintient un équilibre hormonal en stabilisant les fluctuations hormonales responsables des symptômes ménopausiques. L'arrêt brutal de l'HTS provoquera une chute abrupte du taux d'œstrogènes, entraînant le retour des symptômes. En pareilles circonstances, les symptômes résultent du changement soudain lié à l'HTS et ne reflètent pas nécessairement ce qui se produit avec vos propres hormones.

Pour éviter ce désagrément et pour vous permettre d'évaluer si les symptômes ménopausiques causés par vos propres hormones ont diminué ou pas, vous devriez réduire graduellement la dose d'œstrogènes sur une période de deux à six mois – habituellement, en coupant les pilules ou les timbres matrix (ceux-ci ne fuient pas si on les coupe) à des doses de plus en plus faibles, ou en appliquant une quantité de plus en plus petite de gel. Ceci permet au taux d'œstrogènes de baisser peu à peu, minimisant les chances d'apparition des symptômes. Vous devez continuer à prendre la même dose de progestatifs, de la façon habituelle, jusqu'à ce que vous ayez complètement arrêté la prise d'œstrogènes.

Les femmes qui utilisent des implants d'œstrogène peuvent aussi réduire graduellement la dose de chaque implant lors de son remplacement semestriel. Toutefois, les effets d'un implant sur la muqueuse utérine peuvent persister jusqu'à deux ou trois années. Par conséquent, sauf si elle a eu une hystérectomie, une femme doit continuer à prendre des progestatifs jusqu'à ce que les effets de l'implant aient complètement disparu. L'arrêt des effets se constate par l'absence des règles de privation au terme d'un traitement de progestatifs – la survenue des règles de privation indique la présence d'œstrogènes qui causent l'épaississement de la muqueuse utérine. Lorsqu'il n'y a plus de saignement, on peut normalement arrêter la prise de progestatifs sans danger.

POINTS CLÉS

- L'HTS peut être commencée à n'importe quel âge, mais elle est entreprise le plus souvent vers la ménopause pour contrôler les bouffées de chaleur et les suées.
- Une HTS d'une durée maximale de cinq ans après la ménopause ne présente aucun risque majeur.
- L'HTS peut être suivie à vie, mais son utilisation pendant plus de cinq ans accroît les risques.
- Les femmes ayant eu une ménopause précoce devraient suivre l'HTS jusqu'à l'âge de 50 ans; utilisée de cette façon, l'HTS n'est associée à aucun risque accru, car elle ne fait que remplacer les hormones qui devraient normalement être présentes.
- L'arrêt brutal de l'HTS peut entraîner le retour des bouffées de chaleur et des suées résultant d'une chute abrupte du taux d'œstrogènes – on peut minimiser ce risque en réduisant la dose d'œstrogènes sur plusieurs mois.

HTS : effets secondaires

Résolution des effets secondaires

Environ 35 pour cent des femmes arrêtent leur HTS à cause des effets secondaires indésirables. Souvent, ces effets secondaires pourraient être contrés en changeant la dose ou le type d'HTS. Avant d'arrêter l'HTS, il importe donc de discuter avec son médecin de ce que l'on ressent et vit. Si une femme décide de mettre fin à l'HTS, elle devrait s'informer auprès de son médecin sur la meilleure façon de s'y prendre (voir chapitre précédent).

Effets secondaires des œstrogènes

La rétention de fluides, le ballonnement, la sensibilité des seins, la nausée, les crampes aux jambes et les troubles gastriques sont des symptômes associés au taux élevé d'œstrogènes et ne sont pas rares au commencement d'une HTS. S'ils ne se sont pas résorbés à la fin du troisième mois suivant le début de l'HTS, il vaudrait la peine d'envisager une dose moindre d'œstrogènes ou une autre forme d'HTS.

Les crampes aux jambes peuvent s'atténuer en faisant de l'exercice et des étirements réguliers des muscles du mollet. Les troubles gastriques s'améliorent généralement en prenant les comprimés d'œstrogènes avec de la nourriture. La sensibilité des seins est parfois allégée par une alimentation faible en matières grasses et en glucides. De l'huile d'onagre peut aussi aider.

Effets secondaires des progestatifs

Les effets secondaires sont beaucoup plus fréquents avec les traitements cycliques qu'avec les traitements continus de progestatifs. Les symptômes « prémenstruels » constituent le problème le plus courant, touchant jusqu'à 20 pour cent des femmes qui prennent des progestatifs de façon cyclique. Ces symptômes sont notamment la rétention de fluides,

Effets secondaires des œstrogènes et des progestatifs

Plusieurs effets secondaires sont liés à la prise d'œstrogènes et de progestatifs. La liste qui suit indique les effets secondaires les plus fréquents susceptibles de toucher les femmes qui débutent une HTS. Beaucoup d'entre eux disparaissent au cours des deux ou trois premiers mois.

Œstrogènes	Progestatifs
• Rétention de fluides	• Rétention de fluides
• Sensation de ballonnement	• Sensibilité des seins
• Sensibilité des seins	• Dépression
• Nausée	• Nausée
• Problème d'estomac	• Irritabilité
• Crampes aux jambes	• Maux de tête
	• Sautes d'humeur
	• Douleurs abdominales
	• Mal de dos
	• Acné

la sensibilité des seins, les sautes d'humeur, la dépression, l'acné, les douleurs abdominales et le mal de dos. Ils apparaissent surtout en début d'HTS et se dissipent souvent avec la poursuite du traitement.

Si les symptômes persistent, modifier la dose ou le type de progestatifs peut aider à résoudre le problème. Changer la voie d'administration peut aussi être une solution, par exemple en passant des comprimés à des timbres transdermiques.

Si les symptômes sont particulièrement graves, le traitement de progestatifs devrait être suivi trimestriellement, plutôt que mensuellement, ou raccourci – toutefois, un traitement réduit à moins de dix jours aura un effet protecteur moindre contre le cancer de l'endomètre et pourrait provoquer des saignements irréguliers.

Les femmes postménopausées peuvent passer d'une HTS combinée séquentielle à une HTS combinée continue, qui nécessite une dose plus faible de progestatifs et présente l'avantage de ne pas produire de règles.

Autres effets secondaires de l'HTS

Saignements

Si vous n'avez pas eu une hystérectomie, vous devrez probablement prendre des progestatifs en traitement cyclique chaque mois, généralement sous forme de comprimés ou de timbres. Si vous prenez des progestatifs de façon cyclique, les règles de privation apparaîtront normalement vers la fin du traitement de progestatifs.

Il est utile de noter les dates de prise de progestatifs et celles de début des règles. Si vos saignements débutent tôt dans le traitement de progestatifs ou surviennent à d'autres moments du mois, parlez-en à votre médecin. Ces anomalies sont assez courantes durant les premiers mois d'utilisation de l'HTS, mais si elles apparaissent six mois ou plus après le commencement de l'HTS, il faut en évaluer la cause.

Saignements suspects

La solution du problème consiste peut-être à changer la dose ou le type de progestatifs, ou encore le moment ou la durée du traitement. Toutefois, votre médecin devra vérifier que les progestatifs fournissent une protection adéquate contre les changements cancéreux susceptibles de se développer dans l'utérus.

Échographie transvaginale

L'échographie transvaginale (ETV) est souvent prescrite à la suite d'un examen gynécologique. Une petite sonde

Échographie transvaginale

Durant une échographie transvaginale, une sonde est insérée dans le vagin et les ultrasons créent une image de l'utérus et des ovaires.

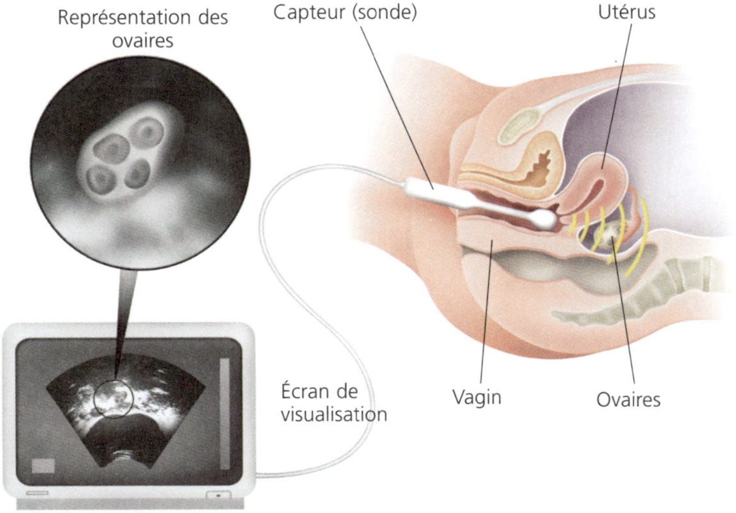

Biopsie de l'endomètre

Durant une biopsie de l'endomètre, on prélève un fragment de la muqueuse utérine.

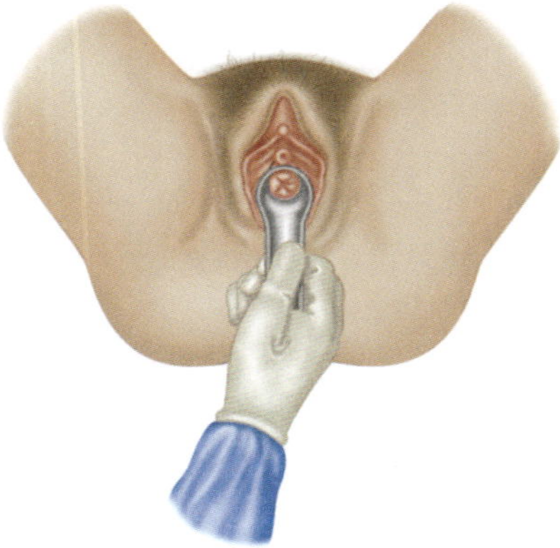

Un tube creux et mince est inséré dans l'utérus en passant par le col de l'utérus.

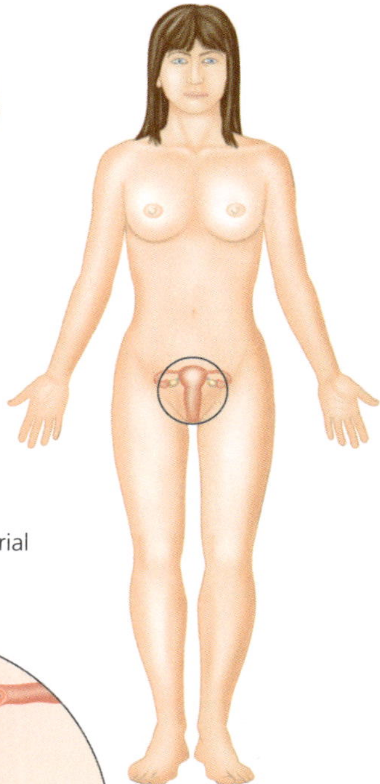

Position

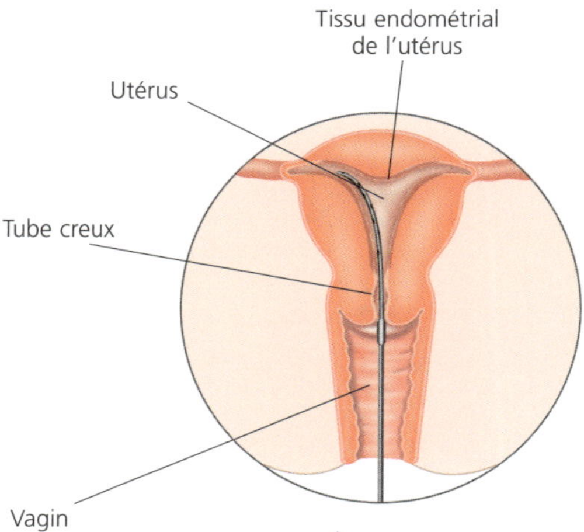

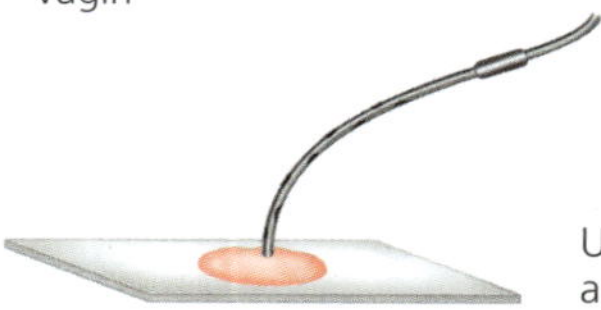

Un fragment de tissu est envoyé au laboratoire pour analyse.

(capteur) est insérée dans le vagin et les ultrasons (ondes sonores à très haute fréquence) créent une image de l'utérus et des ovaires. Une ETV peut aussi être utilisée pour mesurer l'épaisseur de l'endomètre et pour identifier les causes bénignes de saignements anormaux, tels que les fibromes ou les polypes.

Biopsie de l'endomètre

Certains médecins pratiquent une biopsie de l'endomètre, consistant à prélever un fragment de muqueuse utérine. Cette intervention peut être effectuée sans anesthésie et vous pouvez retourner chez vous immédiatement après. On insère un tube creux et mince dans votre utérus en passant par son col. On prélève ensuite un échantillon de tissu endométrial de votre utérus. Vous pourriez ressentir une douleur semblable à celle des crampes menstruelles, mais cette douleur passe en principe très rapidement. Des pertes de sang sont fréquentes après l'intervention et durent quelques heures.

Hystéroscopie

L'hystéroscopie s'effectue dans la plupart des hôpitaux, en clinique externe. Bien qu'elle permette au médecin d'examiner l'endomètre, l'hystéroscopie est une procédure plus longue que l'échographie transvaginale ou la biopsie de l'endomètre. Un long tube fin, muni d'une caméra vidéo et d'une lumière, est inséré dans l'utérus. L'utérus est légèrement dilaté, soit en insufflant du gaz carbonique, soit en injectant un sérum physiologique (solution saline), pour permettre au médecin de regarder dans la cavité utérine. Des instruments peuvent être introduits par le tube pour prélever des échantillons de muqueuse. L'hystéroscopie sous anesthésie locale réduit

Hystéroscopie

Une hystéroscopie présente l'avantage de permettre au médecin de regarder à l'intérieur de l'utérus et de prélever au besoin un échantillon de tissu endométrial.

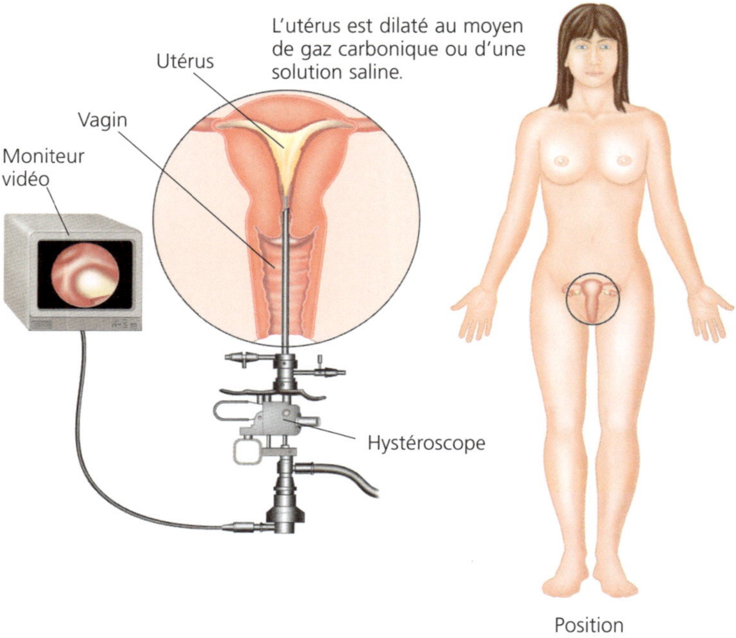

considérablement la sensation de gêne. Si une personne est particulièrement angoissée, on peut lui donner un narcotique à action rapide par voie intraveineuse. La plupart des femmes sont capables de se lever et de reprendre leurs activités normales immédiatement, bien qu'elles puissent avoir de légères crampes et pertes sanguines pendant un jour ou deux.

Prise de poids

Beaucoup de femmes redoutent une prise de poids due à l'HTS. Pourtant, les études montrent qu'après la

Enquête sur les causes de saignements suspects

Des saignements inattendus peuvent indiquer un problème sous-jacent nécessitant un traitement spécifique; pour trouver leurs causes, on recourt habituellement à l'une des techniques suivantes :

Technique	Nécessité d'une anesthésie
• *Biopsie de l'endomètre :* un fragment de la muqueuse utérine est prélevé au moyen d'un tube creux et mince	Non
• *Échographie transvaginale :* une petite sonde est insérée dans le vagin pour visualiser l'utérus et les ovaires	Non
• *Hystéroscopie :* un tube muni d'une caméra est inséré dans l'utérus pour visualiser l'endomètre et permettre de prélever des échantillons de tissu	Parfois

ménopause la prise de poids est souvent moins importante chez les utilisatrices d'HTS que chez les non-utilisatrices. Quelques femmes sont sensibles aux œstrogènes oraux, surtout si la dose est trop élevée, qui leur causent une rétention de fluides et les font grossir. Ce problème pourrait être résolu en réduisant la dose d'œstrogènes ou en passant à une forme non orale.

Maux de tête

Des taux d'hormones fluctuants peuvent déclencher des migraines et des maux de tête. Ces fluctuations sont courantes chez les femmes qui prennent des comprimés d'œstrogènes. Une autre forme d'administration – par exemple les timbres – pourrait être une solution au problème.

POINTS CLÉS

- Les effets secondaires sont courants au début d'une HTS, mais la plupart disparaissent au cours des deux ou trois premiers mois.
- Si les effets secondaires persistent, il faut en discuter avec un médecin, car il existe différentes façons de les atténuer.
- D'autres effets secondaires peuvent être contrés en changeant les doses d'hormones ou le type d'HTS.
- On peut essayer une dose plus faible de progestatifs, mais une quantité minimale est requise pour prévenir le cancer de l'endomètre.
- Une voie d'administration différente peut alléger les effets secondaires – par exemple, en changeant les comprimés pour des timbres transdermiques.

HTS : qui peut la suivre et qui ne le peut pas

Qui peut suivre l'HTS ?

Il y a très peu de maladies qui empêchent les femmes de recourir à l'HTS. Toutefois, l'information sur qui peut et qui ne peut pas suivre une HTS est parfois vague.

Les femmes qui ont l'une des maladies suivantes peuvent utiliser l'HTS, dans certains cas, sous la supervision d'un spécialiste :

- cancer du col de l'utérus;
- maladie cœliaque;
- maladie de Crohn;
- diabète;
- épilepsie;
- hypertension (voie non orale préférable);
- taux de cholestérol élevé;
- défaillance rénale;
- maladie du foie bénigne (voie non orale préférable);
- mélanome malin;

- migraine (voie non orale préférable);
- cancer de l'ovaire;
- maladie de Parkinson;
- polyarthrite rhumatoïde;
- maladie thyroïdienne;
- valvulopathie.

Qui doit faire preuve de prudence?

Nodules du sein bénins

Il n'y a pas de preuve convaincante que les nodules du sein sont associés à un risque plus élevé de cancer du sein chez les utilisatrices d'HTS. Cependant, il faut s'assurer que les nodules ne sont pas cancéreux avant d'amorcer une HTS et, par la suite, continuer à passer des examens réguliers.

Endométriose

Parfois, le tissu qui tapisse l'utérus se retrouve anormalement dans d'autres parties du corps, telles que le rectum ou le nombril. À la façon de la muqueuse utérine qui s'élimine chaque mois durant les menstruations, ces autres parties saignent aussi, causant une douleur intense et des règles abondantes. Cette maladie, l'endométriose, est stimulée par les œstrogènes et s'estompe avec la ménopause.

L'HTS peut occasionnellement réactiver la maladie. Par conséquent, si vous avez déjà eu une endométriose, vous devriez utiliser l'HTS avec prudence, en surveillant tous les symptômes, en particuliers, les douleurs pendant les rapports sexuels et l'abondance ou l'irrégularité des saignements. Même si vous avez eu une hystérectomie, certains médecins vous recommanderont de prendre des progestatifs en continu pour prévenir la récurrence de l'endométriose, car la muqueuse utérine ne peut croître en présence de progestatifs.

Fibromes

Les fibromes (tumeurs non cancéreuses dans le muscle de l'utérus) sont très courants. Étant sensibles aux œstrogènes, ils poussent souvent pendant la grossesse en raison de l'élévation du taux d'œstrogènes dans le corps et rétrécissent après la ménopause. C'est dire que les fibromes peuvent grossir avec l'HTS, causant des règles de privation abondantes. La prise continue de progestatifs peut empêcher les fibromes de grossir. Le traitement des fibromes fait parfois appel au système intra-utérin au lévonorgestrel (voir page 94).

Calculs biliaires

Si vous avez des calculs biliaires, vous devriez discuter de l'utilisation de l'HTS avec votre médecin, du fait que les calculs peuvent grossir, surtout avec la thérapie orale. Si vous avez eu des problèmes de calculs biliaires dans le passé, certains médecins vous suggéreront d'utiliser des timbres ou des implants plutôt que les comprimés, afin de réduire la quantité d'œstrogènes passant par le foie. L'utilisation de l'HTS est sans danger si vos calculs ont été retirés chirurgicalement.

Otospongiose

L'otospongiose est une maladie héréditaire qui provoque une surdité progressive due à une excroissance d'os qui empêche le bon fonctionnement des osselets de l'oreille. Cette maladie peut s'aggraver rapidement pendant la grossesse, ce qui laisse supposer un lien avec les œstrogènes. L'HTS pouvant avoir le même effet, il faut demander l'avis d'un spécialiste avant de commencer le traitement.

Qui ne devrait pas suivre une HTS ?

Cancer du sein

Il y a deux types principaux de cancer du sein – celui qui est sensible aux œstrogènes et celui qui ne l'est pas. Pour les femmes ayant été traitées avec succès pour un cancer du sein œstrogéno-indépendant, le recours à l'HTS pourrait toujours être possible dans un but spécifique, par exemple pour soulager des bouffées de chaleur intenses; toutefois, l'HTS devra être suivie sous l'étroite surveillance d'un spécialiste. Même les femmes qui ont un cancer œstrogéno-dépendant peuvent normalement utiliser des œstrogènes vaginaux pour traiter les symptômes locaux.

Cancer de l'endomètre

La majorité des femmes atteintes d'un cancer de l'endomètre auront à subir une hystérectomie. À la suite de l'intervention chirurgicale, beaucoup de femmes éprouveront des symptômes ménopausiques débilitants sur lesquels un traitement non hormonal n'aura pas forcément d'effet. Une femme ayant des antécédents de cancer de l'endomètre peut généralement recevoir une HTS si elle développe des symptômes qui justifient le recours à un tel traitement. Cependant, comme le cancer de l'endomètre est œstrogéno-dépendant, la plupart des médecins prescrivent des progestatifs et des œstrogènes, afin de minimiser les chances de récurrence.

Maladie grave du foie

Vous ne devriez pas suivre d'HTS si vous avez la jaunisse (ictère) à la suite d'une maladie grave du foie.

En effet, la plupart des œstrogènes, surtout lorsqu'ils sont pris par voie orale, sont dégradés par le foie dont ils font augmenter l'activité métabolique. Ce surcroît de travail ne constitue pas un problème pour un foie en bonne santé, mais peut l'être pour un foie déficient. Si votre jaunisse s'améliore et que votre foie fonctionne de nouveau normalement, il n'y a aucune raison de ne pas suivre l'HTS. Les formes non orales (timbres ou implants) sont recommandées car moins d'hormones passent par le foie.

Caillot sanguin (thrombose veineuse)

La thrombose veineuse peut résulter d'une maladie génétique sous-jacente ou d'anomalies de la coagulation (thrombophilie). Si vous avez un membre proche de votre famille qui a eu un caillot sanguin inexpliqué avant l'âge de 45 ans, un test de dépistage de la thrombophilie ou d'une maladie sous-jacente pourrait être nécessaire avant d'envisager l'HTS.

Infarctus et attaques cérébrales

Il n'est pas recommandé d'entreprendre une HTS dans le but de prévenir de nouveaux infarctus ou attaques cérébrales si vous en avez déjà eu. Cependant, on pourrait vous prescrire l'HTS si vous avez des symptômes ménopausiques graves ou si vous êtes à risque d'ostéoporose. Si vous avez eu un infarctus ou une attaque cérébrale alors que vous suiviez une HTS, il n'y a aucune raison d'arrêter le traitement.

Grossesse

Bien que la fertilité soit faible à l'approche de la ménopause, il est toujours possible de tomber enceinte. La plupart des HTS n'ont pas d'effets contraceptifs. Les femmes qui tombent enceintes au cours d'une HTS peuvent se rassurer; il est très peu probable que l'HTS compromettent la grossesse. Toutefois, les taux de fausses couches sont élevés chez les femmes plus âgées pour d'autres raisons.

Saignements vaginaux non diagnostiqués

L'HTS ne devrait pas être utilisée pour contrôler les saignements inhabituels tant que leur cause n'aura pas été examinée. En effet, l'HTS elle-même peut causer des saignements inattendus et masquer un problème sous-jacent pouvant nécessiter un traitement.

POINTS CLÉS

- Peu de femmes ne peuvent suivre une HTS pour des raisons médicales.
- L'HTS n'est pas recommandée si vous avez un cancer œstrogéno-dépendant, comme un cancer de l'endomètre ou un cancer du sein de ce type.
- Vous ne devriez pas amorcer une HTS pendant que vous avez une thrombose veineuse, une maladie du foie active ou des saignements vaginaux inexpliqués.

Le contrôle des symptômes sans HTS

Bien que l'HTS soit l'« étalon or » du contrôle des symptômes de la ménopause, soulageant jusqu'à 80 pour cent des bouffées de chaleur, ce ne sont pas toutes les femmes qui peuvent, doivent ou veulent suivre le traitement. Pour beaucoup de femmes, en particulier celles qui éprouvent des symptômes légers, l'une ou l'autre des options suivantes peut être efficace.

Contrôle des bouffées de chaleur avec des remèdes sans ordonnance

Beaucoup de femmes font appel à des remèdes sans ordonnance pour traiter les bouffées de chaleur, comme les isoflavones. Les autres remèdes populaires sont le dong quai, l'huile d'onagre, la vitamine E, le ginseng, la réglisse et les crèmes à la progestérone naturelle. La plupart de ces produits sont classés dans la catégorie des suppléments et ne sont donc pas réglementés de la même façon que les médicaments. C'est pourquoi ces traitements peuvent être vendus dans les boutiques d'aliments naturels, les supermarchés et les pharmacies, sans preuve de leur efficacité ou de leur innocuité. De plus, l'information est souvent restreinte quant à leur interaction avec d'autres thérapies ou médicaments d'ordonnance.

Isoflavones

Ces œstrogènes d'origine végétale sont souvent appelés phytœstrogènes. Les deux sources courantes d'isoflavones sont le soja et le trèfle rouge. La dose recommandée est de 40 à 80 mg par jour – la même que celle utilisée dans la plupart des études utilisant des isoflavones pour traiter les bouffées de chaleur – mais il faut parfois attendre plusieurs semaines avant d'en constater des bienfaits. À cette dose, la probabilité d'effets secondaires toxiques ou négatifs est minimale. Les produits du soja ou les aliments riches en soja sont souvent prônés pour soulager les bouffées de chaleur, mais les suppléments permettent une prise quotidienne constante.

Herbe de Saint-Christophe

Diverses études ont fait état de l'efficacité des préparations à base de grosses tiges souterraines (rhizomes) d'herbe de Saint-Christophe. Dans la plupart de ces études, on a utilisé des formules et dosages variés, ce qui rend la comparaison des résultats difficile. Bien qu'elle soit un remède populaire, l'herbe de Saint-Christophe n'est pas recommandée, car on a rapporté des effets toxiques sur le foie liés à son utilisation à long terme.

Dong quai
Cette herbe est couramment utilisée dans la médecine traditionnelle chinoise pour traiter les problèmes gynécologiques. Des études sur le contrôle des bouffées de chaleur par un traitement au dong quai ont indiqué peu de bienfaits. Les femmes qui utilisent de la warfarine ne devraient pas prendre du dong quai.

Huile d'onagre
L'huile d'onagre est très efficace pour traiter la sensibilité des seins en période prémenstruelle. En revanche, elle soulage peu les bouffées de chaleur, même à forte dose (deux grammes par jour) et comporte des effets secondaires dont la nausée et la diarrhée.

Vitamine E
Des études utilisant la vitamine E en doses allant jusqu'à 400 UI deux fois par jour n'ont pas révélé beaucoup d'effets sur les bouffées de chaleur. Les effets secondaires sont légers et peu nombreux.

Ginseng
Des études utilisant le ginseng n'ont pas fait état de bienfait dans le soulagement des bouffées de chaleur. Le ginseng peut avoir un effet négatif sur les inhibiteurs de la monoamine-oxydase (IMAO), qui peuvent être prescrits pour traiter la dépression, et sur les anticoagulants comme l'aspirine et la warfarine.

Réglisse
La racine de la plante de réglisse est utilisée dans beaucoup de préparations chinoises pour traiter les symptômes ménopausiques. Toutefois, il n'y a aucune

étude sur l'innocuité ou l'efficacité de ces préparations. Les femmes qui prennent des diurétiques ne devraient pas utiliser la réglisse. Des doses élevées de réglisse peuvent causer la rétention de fluides et l'hypertension.

Crème à la progestérone

La progestérone est obtenue par synthèse chimique à partir de plantes telles que le soja et l'igname sauvage. Certains de ces produits contiennent de la progestérone de structure identique à celle produite par la femme; d'autres contiennent seulement des précurseurs chimiques de la progestérone présents dans les plantes, qui sont inactifs chez les humains parce qu'ils ne peuvent être convertis en progestérone. Ces crèmes étant considérées comme des suppléments diététiques, il n'y a pas de moyen de distinguer le type de progestérone utilisé.

Bien que les crèmes contenant de la progestérone (souvent combinée à la vitamine E et à l'aloès vera) aient un effet positif sur les bouffées de chaleur, les traitements hormonaux sans ordonnance soulèvent des inquiétudes en matière d'innocuité. Les femmes recourant à l'hormonothérapie substitutive ne devraient pas utiliser des crèmes à la progestérone à la place des progestatifs prescrits (progestérones de synthèse), car ces crèmes pourraient ne pas protéger l'endomètre.

Atténuation des bouffées de chaleur avec des traitements non hormonaux sur ordonnance

Pour contrôler les bouffées de chaleur, certaines femmes préfèrent recourir d'abord aux traitements non hormonaux sans ordonnance, comme la phytothérapie et l'homéopathie. Si ces remèdes sont inefficaces, les femmes concernées devraient discuter avec leur médecin généraliste des traitements non hormonaux sur ordonnance (c'est-à-dire pas l'HTS) pouvant leur convenir.

Inhibiteurs de la sérotonine

La sérotonine est un neurotransmetteur du cerveau qui joue un rôle important dans le contrôle de l'humeur et du comportement, de la satiété et de la faim, du sommeil et de la régulation de la température du corps. Les inhibiteurs sélectifs de la recapture de la sérotonine (ISRS) sont approuvés pour le traitement de la dépression. Les ISRS font accroître le taux de sérotonine qui entraîne la dépression lorsqu'il est bas. Toutefois, les recherches indiquent aussi que les ISRS en doses plus faibles sont efficaces pour contrôler, entre autres, les maladies douloureuses chroniques, les migraines et les bouffées de chaleur. Les trois ISRS les plus fréquemment utilisés pour soulager les bouffées de chaleur sont la venlafaxine (Efexor), la paroxétine (Seroxat) et la fluoxétine (Prozac). Les résultats d'essais cliniques indiquent une réduction possible des bouffées de chaleur allant jusqu'à 60 pour cent. Bien que les symptômes puissent s'atténuer immédiatement, il faudra parfois attendre jusqu'à huit semaines avant de pouvoir constater l'effet bénéfique des ISRS. Les effets secondaires les plus courants sont la nausée, la perte de poids et une baisse du désir sexuel.

Gabapentine

La gabapentine est approuvée pour le contrôle de l'épilepsie, mais elle est aussi utilisée en cas de maladies douloureuses chroniques et peut diminuer de moitié l'incidence de bouffées de chaleur. Ses effets secondaires sont notamment la somnolence, la sensation d'étourdissement, la rétention de fluides et la fatigue. Les antiacides (remèdes contre l'indigestion) pouvant réduire la quantité de gabapentine entrant dans le corps, ce médicament devrait être pris au moins deux heures après l'utilisation d'un antiacide.

Clonidine

Ce médicament, développé à l'origine pour le traitement de l'hypertension, peut soulager les bouffées de chaleur légères, mais il est moins efficace que les ISRS ou la gabapentine. Les effets secondaires de somnolence, d'étourdissement, de constipation et de dépression sont fréquents.

Réduire les bouffées de chaleur avec un traitement hormonal sur ordonnance autre que l'HTS

Contraceptifs oraux combinés (voir page 141)

Les contraceptifs oraux combinés (COC), renfermant de l'œstrogène de synthèse (éthynylœstradiol) et de la progestérone de synthèse (progestatif), inhibent l'ovulation. Les femmes en bonne santé, non-fumeuses, peuvent prendre des COC à faible dose jusqu'à la ménopause. Les COC sont un moyen de contraception et de prévention des bouffées de chaleur, mais leurs doses d'hormones sont beaucoup plus fortes que celles des HTS. Les COC présentent un risque de caillot sanguin plus élevé que l'HTS, mais leurs avantages, en particulier des règles moins abondantes, pourraient faire d'eux une bonne option pour certaines femmes.

Progestatifs (voir page 141)

Dans le cadre de l'HTS, les progestatifs sont généralement pris en association avec les œstrogènes, mais ils peuvent aussi être efficaces seuls, à forte dose. L'acétate de médroxyprogestérone-dépôt (DMPA ou Depo-Provera) peut être donné sous forme d'injection tous les trois mois ; il est aussi un contraceptif.

Les effets secondaires peuvent comprendre une prise de poids et des saignements irréguliers. L'effet du DMPA injectable sur la densité osseuse soulève une certaine controverse. Les comprimés de médroxy-progestérone, 20 mg par jour, sont aussi efficaces et occasionnent moins de saignements irréguliers. Un traitement allant jusqu'à six semaines peut être nécessaire pour atteindre l'effet maximum. Un autre type de comprimés de progestatifs, l'acétate de mégestrol, 20 mg deux fois par jour, donne également de bons résultats.

POINTS CLÉS

- L'HTS est le traitement le plus efficace des symptômes ménopausiques.
- Les remèdes non hormonaux, comme les isoflavones alimentaires, peuvent soulager les symptômes légers chez certaines femmes.
- Pour les symptômes plus graves, la venlafaxine, la paroxétine, la fluoxétine ou la gabapentine sont disponibles sur ordonnance.

La contraception et la ménopause

Ai-je besoin de la contraception ?

À l'approche de la ménopause, les femmes présument souvent à tort qu'elles n'ont plus besoin d'utiliser un moyen de contraception. Certes, une femme dans la quarantaine est deux fois moins fertile qu'une femme dans la vingtaine; ses ovules sont de moins bonne qualité et son ovulation, de moins en moins régulière, finit par s'arrêter à la ménopause. Malgré tout, une grossesse est encore possible. Si vous n'utilisez pas de contraceptif et que vos règles s'arrêtent subitement, vous pourriez penser que c'est la ménopause, mais il se pourrait aussi que vous soyez enceinte.

Bien que beaucoup de bébés nés de mères plus âgées soient en très bonne santé, des anomalies génétiques, telles que le syndrome de Down, sont plus fréquentes. Le risque de fausse couche et les risques courus par la mère et le bébé augmentent aussi chez les femmes plus âgées. C'est pourquoi une contraception efficace peut être aussi importante à la fin de la quarantaine qu'elle l'est à l'adolescence ou dans la vingtaine.

Après les dernières règles, les femmes de plus de 50 ans devraient poursuivre la contraception pendant au moins 12 mois et celles de moins de 50 ans, pendant au moins deux ans.

Contraception hormonale

Contraceptifs hormonaux combinés

Les contraceptifs oraux combinés (COC; communément appelés la « pilule »), le timbre contraceptif et l'anneau vaginal contraceptif contiennent à la fois des œstrogènes et des progestatifs de synthèse. Leur rôle est d'inhiber l'ovulation. En plus de leurs effets contraceptifs, ils soulagent les symptômes ménopausiques. Les femmes en bonne santé, non-fumeuses, peuvent utiliser les nouveaux contraceptifs hormonaux combinés, faiblement dosés, jusqu'à un ou deux ans après la ménopause. Les œstrogènes de synthèse font accroître le risque de caillot sanguin, mais en contrepartie, ils présentent des avantages non négligeables pour les femmes périménopausées, tels que le soulagement des symptômes prémenstruels et la régularité des règles, moins douloureuses et moins abondantes que les règles naturelles. On a aussi des raisons de croire que les contraceptifs oraux combinés ont un effet positif sur la densité osseuse.

Contraceptifs aux progestatifs seuls

L'utilisation de progestatifs à la postménopause est associée à un risque accru de cancer du sein, mais il n'y a aucune preuve de ce lien lorsque les progestatifs sont pris avant la ménopause. L'avantage des contraceptifs aux progestatifs seuls sur les contraceptifs oraux combinés, c'est qu'il n'y a pas de risque accru de caillot sanguin. Il existe plusieurs types de contraceptifs qui ne contiennent que des progestatifs. Chacun d'eux fonctionne d'une manière légèrement différente. Les contraceptifs aux progestatifs seuls peuvent être prescrits à beaucoup de femmes à risque de caillot sanguin, ainsi qu'aux fumeuses, qui ne peuvent utiliser des contraceptifs hormonaux combinés.

Pilules progestatives

La pilule progestative (aux progestatifs seuls) ou PP, aussi connue sous le nom de minipilule, est prise chaque jour et contient une très faible dose de progestatifs. Contrairement aux COC, qui inhibent l'ovulation, les PP standard ont un effet minimal sur l'ovulation; leur rôle consiste à faire épaissir la glaire cervicale et empêcher les spermatozoïdes de pénétrer dans l'utérus. Pour les femmes de plus de 35 ans, les pilules progestatives sont aussi efficaces que les contraceptifs oraux combinés. Il existe maintenant une PP appelée Cerazette qui bloque l'ovulation. Les saignements irréguliers constituent le principal problème potentiel des minipilules; on peut y remédier en changeant de type. Par contre, chez certaines femmes, on constate un arrêt des règles.

Progestatifs injectables

Deux types de progestatifs peuvent être admis par injection : l'acétate de médroxyprogestérone-dépôt (DMPA; Depo-Provera) et l'acétate de noréthistérone (NETA; Noristerat). Comme les pilules combinées, ils inhibent la libération mensuelle de l'ovule des ovaires.

Les deux types sont administrés par des professionnels de la santé par injection intramusculaire dans la fesse ou le haut du bras : le DMPA toutes les douze semaines et le NETA toutes les huit semaines. Les progestatifs injectables peuvent soulager les symptômes prémenstruels et les règles abondantes douloureuses. Ils peuvent occasionner une prise de poids et des saignements irréguliers, bien que leur utilisation continue puisse résoudre ce problème.

Implant

L'Implanon est un bâtonnet simple, de la taille d'une barrette, contenant des progestatifs. À l'instar des pilules combinées et des progestatifs injectables, il provoque l'arrêt du cycle menstruel normal. Un professionnel de la santé qualifié injecte le bâtonnet juste sous la peau de la face interne du haut du bras. Le bâtonnet est palpable et visible après l'insertion, mais il est un contraceptif efficace qui dure jusqu'à trois ans.

Son utilisation n'est pas approuvée pour une femme de plus de 40 ans (voir glossaire, médicaments approuvés, page 162), bien qu'elle puisse y recourir si elle et son médecin pensent que c'est une méthode convenable. Les implants peuvent soulager de nombreux problèmes liés aux règles, en particulier les règles abondantes et douloureuses. Les principaux désavantages peuvent être une prise de poids et des saignements irréguliers, pouvant être fréquents ou prolongés chez jusqu'à 20 pour cent des femmes.

Système intra-utérin au lévonorgestrel (SIU-LN)

Le système intra-utérin au lévonorgestrel (Mirena) est un petit dispositif en forme de T contenant des progestatifs, qui est inséré dans l'utérus par des professionnels de la santé qualifiés. Les progestatifs sont libérés directement dans l'utérus, gardant la muqueuse utérine (endomètre) mince – ceci est important pour réduire le risque de cancer de l'endomètre. Les effets secondaires sont peu nombreux et seules de petites quantités d'hormones atteignent le courant sanguin. Le SIU est un moyen de stérilisation efficace et facilement réversible – il suffit de retirer le dispositif. Le SIU est aussi un traitement efficace des règles abondantes et douloureuses. En plus d'être un contraceptif, le SIU peut également être utilisé en association avec des suppléments d'œstrogènes naturels dans le cadre d'une HTS. Occasionnellement, des saignements irréguliers, fréquents ou prolongés peuvent nécessiter le retrait du dispositif.

Contraceptifs non hormonaux

Stérilisation

La vasectomie et la stérilisation féminine sont toutes deux populaires chez les couples plus âgés. Toutefois, la stérilisation doit faire l'objet d'une évaluation bien pesée, car c'est une méthode essentiellement irréversible. Beaucoup de méthodes réversibles, telles que le SIU et les implants, sont aussi efficaces que la stérilisation et présentent souvent des avantages supplémentaires dans l'atténuation des problèmes liés aux règles.

Dispositif intra-utérin au cuivre

Les dispositifs intra-utérins modernes (DIU), souvent appelés stérilets, sont un moyen de contraception hautement efficace et réversible. Ils contiennent du cuivre qui tue les spermatozoïdes avant qu'ils n'atteignent l'utérus. S'il est inséré chez une femme de quarante ans, un DIU peut demeurer en place jusqu'après la ménopause. Cette méthode présente le principal désavantage de rendre les saignements menstruels plus abondants et douloureux et elle n'est donc pas recommandée pour les femmes qui souffrent déjà de tels symptômes.

Méthodes de barrière

Les méthodes de barrière (ou méthodes à adjuvants) peuvent être suffisamment efficaces chez les femmes plus âgées dont la fécondité est plus faible. Les préservatifs (y compris le préservatif féminin Fémidon), vendus sans ordonnance, sont la méthode de barrière la plus populaire. Des préservatifs en polyuréthane sont disponibles pour les personnes allergiques au latex. Beaucoup de couples plus âgés font appel aux diaphragmes. Il existe maintenant de nouvelles méthodes de barrière féminines en vente libre.

Éponge vaginale

Vous pouvez vous procurer sans ordonnance une petite éponge vaginale jetable, à taille et à usage uniques. L'éponge est imprégnée de trois différents spermicides. En plus des effets de ses spermicides, l'éponge forme une barrière physique au niveau du col de l'utérus et absorbe les spermatozoïdes.

Spermicides

Chez les femmes de plus de 50 ans, l'usage seul d'un spermicide peut être suffisant, en raison des faibles chances de fécondabilité. Le spermicide peut également contribuer à la lubrification vaginale.

Coït interrompu

Quel que soit votre âge, le coït interrompu ou méthode du retrait n'est pas un moyen de contraception sûr; vous devriez prendre en considération d'autres méthodes plus efficaces.

Prise de conscience de la fertilité

Des méthodes telles que la mesure des changements de température corporelle, la vérification des secrétions cervicales et le calcul de la « période féconde » peuvent être très efficaces pour les femmes qui sont motivées et qui ont des règles régulières. Ces méthodes deviennent moins fiables durant la ménopause à cause de l'imprévisibilité des règles.

Quand arrêter la contraception ?

Si vous avez plus de 50 ans, vous pouvez cesser la contraception un an après la fin de vos règles. Si vous avez moins de 50 ans et que vos règles s'arrêtent, vous devriez continuer à utiliser des contraceptifs pendant deux autres années après l'arrêt présumé de vos règles, pourvu que celles-ci ne réapparaissent pas entre-temps. Les méthodes de barrière, les spermicides seuls ou l'éponge contraceptive devraient suffire durant cette période caractérisée par une forte baisse de la fécondité.

Comme l'arrêt des règles naturelles survient le plus souvent vers 50 ans, il est généralement conseillé de cesser la contraception hormonale vers cet âge-là et d'opter pour une autre méthode de contraception jusqu'à ce que la ménopause soit passée.

L'HTS et la contraception

L'HTS ne rétablit pas la fertilité et n'est pas toujours une méthode de contraception efficace. En conséquence, si vous amorcez l'HTS avant l'arrêt naturel de vos règles, il y a un risque de grossesse.

Comme la plupart des méthodes standard d'HTS ne sont pas contraceptives, l'adjonction de contraceptifs non hormonaux est habituellement recommandée. On préconise de plus en plus un régime d'HTS utilisant le contraceptif progestatif SIU (Mirena) conjointement avec des œstrogènes.

Les règles de privation associées à certains types d'HTS peuvent rendre difficile l'évaluation du moment de la survenue de la ménopause naturelle. Des analyses de sang (voir page 12) effectuées dans la phase de prise d'œstrogènes seuls d'une HTS combinée séquentielle peuvent parfois indiquer la ménopause, mais il est généralement nécessaire d'arrêter l'HTS pour obtenir un résultat valide. Sinon, la contraception devrait être poursuivie jusqu'à l'âge de 55 ans, lorsque l'on peut raisonnablement présumer qu'une femme n'est plus féconde.

POINTS CLÉS

- La contraception est importante si vous êtes à risque de grossesse.
- La plupart des méthodes standard d'HTS ne sont pas contraceptives; l'ajout de contraceptifs non hormonaux peut être nécessaire.
- L'HTS peut faire appel à certaines méthodes hormonales de contraception.
- La contraception peut être arrêtée deux ans après les dernières règles naturelles si vous avez moins de 50 ans, et après un an si vous avez plus de 50 ans.
- Si vous ne voulez pas arrêter l'HTS pour savoir si vous avez passé la ménopause, vous devriez poursuivre la contraception jusqu'à l'âge de 55 ans.

HTS : conclusions

Les femmes ont recours à l'HTS depuis plus de 60 ans, mais durant une grande partie de cette période, les conseils en matière de prescription de l'HTS ont été fondés sur des études observationnelles manquant d'objectivité. Ceci a mené à la croyance erronée que l'HTS est une panacée pour traiter toutes les maladies de la vieillesse chez les femmes.

De nos jours, nous avons la chance de disposer de résultats issus d'études bien conçues comparant l'HTS avec un traitement inactif, ce qui nous permet d'évaluer avec justesse les avantages et les risques réels de l'HTS. Il ressort de ces études que, lorsqu'ils sont suivis par des femmes postménopausées, certains types d'HTS (notamment l'HTS par œstrogènes oraux conjugués et acétate de médroxyprogestérone combinés) peuvent accroître le risque d'attaque cérébrale, d'infarctus, de thrombose veineuse et de cancer du sein. En revanche, l'HTS par œstrogènes seuls ne semble pas augmenter le risque de cancer du sein et toutes les études confirment les bienfaits de l'HTS dans le traitement des symptômes ménopausiques, réduisant le risque de fracture de la hanche et de la colonne vertébrale, ainsi que le risque de cancer colorectal.

À la lumière de ces résultats, de récentes recommandations ont été émises, afin de s'assurer que les femmes tireront profit d'une HTS en courant un minimum de risques. L'HTS demeure donc un traitement efficace des symptômes de la ménopause, mais elle n'est plus recommandée pour prévenir les attaques cérébrales.

Les recommandations actuelles soutiennent avec raison que l'HTS devrait être prescrite au cas par cas et pour la durée la plus courte possible. Le choix et la durée du traitement ne sont pas arbitraires; ils sont déterminés en fonction des besoins personnels de chaque femme, celle-ci étant parfaitement informée des pour et des contre de l'HTS.

Bien que les lignes directrices soient fondées et louables, il convient de reconnaître qu'il y a un manque d'information sur l'HTS donnée à des populations différentes de celles des études publiées. Les essais cliniques génèrent des statistiques générales des risques et des avantages d'un traitement spécifique donné à une population particulière, alors qu'une femme cherchant de l'aide pour soulager ses symptômes ménopausiques veut savoir comment l'HTS va agir sur elle. Il faudrait mener des études supplémentaires, bien conçues, portant sur l'HTS suivie par des femmes plus jeunes en périménopause, en particulier celles qui souffrent de symptômes gênants ou qui sont à haut risque d'ostéoporose.

En outre, il importe d'obtenir de l'information sur les risques et les avantages des différents types et dosages d'hormones utilisés dans l'HTS : les œstrogènes naturels humains ne sont pas les mêmes que les œstrogènes équins conjugués; les formes non orales peuvent avoir des effets différents de ceux des comprimés; des doses plus faibles d'œstrogènes peuvent avoir un effet aussi bénéfique et présenter moins de risque que des doses plus élevées.

Des recherches plus approfondies aideront à définir davantage le rôle de l'HTS et à annoncer des solutions de rechange sûres et efficaces. Entre-temps, si vous suivez ou songez à entreprendre une HTS, il serait judicieux de prendre la dose d'hormones minimale efficace et de réévaluer votre besoin de poursuivre l'HTS au moins une fois par an.

Foire aux questions

Q. : Mon docteur m'a montré comment examiner mes seins pour détecter les nodules, mais j'ai l'impression qu'il y a des bosses partout. Comment puis-je savoir si un nodule est cancéreux ?

R. : L'auto-examen de vos seins est le meilleur moyen d'identifier toute bosse inhabituelle ou tout autre changement. Il n'est pas rare que les seins soient grumeleux sans qu'il y ait d'anomalie pour autant. Demandez d'abord au médecin ou à l'infirmière d'examiner vos seins, puis faites-le vous-même pour savoir ce qui est normal dans votre cas. Par la suite, vous pourrez remarquer plus facilement les changements.

Les tissus mammaires subissent les effets naturels des différentes hormones, qui font que vos seins sont plus grumeleux durant la phase de prise de progestatifs de l'HTS combinée séquentielle, comme ils l'étaient avant les règles dans un cycle menstruel naturel.

Examinez vos seins juste après la fin de vos règles; si vous suivez une HTS combinée continue, faites-le à n'importe quel moment.

Si vous découvrez quelque chose d'inquiétant, parlez-en avec votre médecin. Cherchez tout changement d'apparence de la peau (peau d'orange) et du mamelon, ainsi que tout nodule que vous pouvez voir ou palper. La plupart du temps, les nodules du sein sont de simples kystes remplis de fluide et non le résultat d'un cancer. Le cas échéant, le cancer du sein peut souvent être guéri s'il est traité suffisamment tôt.

Q. : Depuis la ménopause, je me sens fatiguée presque tout le temps, je n'ai plus de désir sexuel et j'ai généralement le moral bas. Comment l'HTS peut-elle m'aider ?
R. : Les symptômes de dépression sont courants pendant les années entourant la ménopause, il n'est donc pas surprenant de blâmer les hormones. Les bouffées de chaleur et les suées nocturnes peuvent nuire à votre sommeil, entraînant une perte d'énergie et une baisse de moral. En traitant les bouffées de chaleur et les suées, l'HTS peut certainement vous aider à tirer de nouveau le meilleur de la vie.

Toutefois, les symptômes dépressifs peuvent être attribuables à des événements importants survenant à peu près en même temps que la ménopause, tels que le départ de la maison des enfants, la séparation ou le divorce, la maladie ou le décès des parents. L'HTS n'aura aucun effet sur la dépression résultant de tels événements.

Si vos symptômes ménopausiques sont un problème, l'HTS vaut certainement la peine d'être essayée. Si vos bouffées de chaleur et vos suées s'atténuent sans que votre moral s'améliore, les hormones ne sont probablement pas responsables et vous devez chercher d'autres causes. À cette étape de leur vie, certaines femmes recourent à l'HTS et aux antidépresseurs simultanément.

Q. : Mon médecin vient juste de me prescrire une HTS. Je m'attendais à ce qu'il me demande de subir une analyse de sang ou un quelconque test pour vérifier mon taux d'hormones, mais il s'est contenté de me poser un tas de questions, m'a donné une ordonnance et m'a dit de prendre rendez-vous tous les trois mois. Aucun test n'est donc nécessaire ?

Le taux d'hormones fluctue considérablement et ne renseigne pas autant que les symptômes que vous ressentez. C'est pourquoi à ce point-ci l'interrogatoire est beaucoup plus pertinent que les tests. On vous demandera de parler de vous et de vos antécédents familiaux, afin de s'assurer que l'HTS est une option sûre pour vous. Si vous avez passé régulièrement vos tests de dépistage (frottis et mammographies), votre médecin n'aura pas à examiner vos seins ou à effectuer un examen gynécologique, sauf si vous présentez certains symptômes.

Une fois que vous aurez commencé l'HTS, votre médecin vous reverra trois mois plus tard pour être sûr que le type d'HTS vous convient et pour discuter des problèmes ou des inquiétudes que vous pourriez avoir. Par la suite, vous n'aurez plus qu'à passer un examen médical annuel. Toutefois, si quelque chose vous inquiète, consultez votre médecin pour réévaluer votre situation.

Q. : La plupart des études récemment publiées portaient sur un type particulier d'HTS. Peut-on étendre les résultats à tous les types d'HTS ?
R. : De nombreuses études récentes sur les risques à long terme de l'HTS reposaient sur l'utilisation d'un seul type d'œstrogènes (œstrogènes équins conjugués) et d'un seul type de progestatifs (acétate de médroxyprogestérone ou MPA). Au Royaume-Uni, les comprimés contenant ces hormones sont les Premarin, Premique et Premique Cycle.

Il est impossible de savoir si les risques à long terme dont font état ces études s'appliquent aussi à l'HTS par œstradiol et par différents progestatifs. Des essais cliniques portant sur différentes hormones et voies d'administration sont en cours.

Q. : Ma mère a eu une perte de taille en vieillissant et on m'a dit que sa colonne vertébrale se courbait à cause de l'amincissement de ses os. Comment puis-je empêcher la même chose de m'arriver ?
R. : Votre ossature naturelle, la quantité d'exercice que vous faites et votre alimentation donneront des indications sur ce qui pourrait vous attendre. Les femmes minces qui font peu d'exercice et qui évitent les produits laitiers sont particulièrement à risque, surtout si elles fument. Les œstrogènes qui protègent les os décroissant à la ménopause, celle-ci représente un facteur de risque additionnel.

Votre médecin pourrait vous demander de passer un test de densité osseuse de base avant de décider du traitement. Si vous éprouvez des symptômes ménopausiques et êtes à risque d'ostéoporose, on vous suggérera peut-être l'HTS. Sinon, les traitements non hormonaux disponibles sur ordonnance, comme les bisphosphonates, sont le premier choix pour prévenir l'ostéoporose chez les femmes plus âgées.

Q. : J'ai 46 ans et mes règles sont très irrégulières, mais je n'ai pas d'autres symptômes. Serait-ce le début de la ménopause ?
R. : Un changement dans le cycle menstruel est souvent le premier symptôme de la ménopause. De façon générale, les règles deviennent plus fréquentes, puis de plus en plus espacées. Vous pourriez ne pas avoir de règles pendant un ou deux mois.

Chez certaines femmes, l'arrêt des règles s'accompagne de très peu d'autres symptômes. Chez d'autres, des bouffées de chaleur et suées surviennent seulement dans la semaine précédant les règles et, par la suite, de plus en plus souvent. La plupart des femmes ont leurs dernières règles avant 54 ans.

Q. : J'ai entendu parler d'un nouveau type d'HTS appelé Evista (raloxifène). De quoi s'agit-il ?
R. : Le raloxifène n'est pas une hormone naturelle. C'est le premier d'une nouvelle classe de composés de synthèse appelés modulateurs sélectifs des récepteurs œstrogéniques (MSRE ou SERM). Les MSRE simulent l'effet protecteur des œstrogènes sur les os, sans effets indésirables sur la muqueuse utérine et les tissus mammaires.

Les essais cliniques ont indiqué que le raloxifène peut accroître la densité osseuse, toutefois pas autant que l'HTS conventionnelle. Le raloxifène semble réduire le taux de cholestérol dans le sang, mais ceci ne signifie pas une réduction du risque de maladie cardiaque. En outre, le raloxifène pourrait offrir une protection contre le cancer du sein. Cependant, des essais cliniques de plus grande envergure sont nécessaires pour confirmer ces résultats préliminaires.

Du côté négatif, le raloxifène présente le même risque de thrombose veineuse (caillot de sang dans les jambes et les poumons) que l'HTS. Il n'agit pas sur les symptômes ménopausiques et peut même causer des bouffées de chaleur. Dans l'ensemble, il joue un rôle limité dans la gestion de la ménopause, mais il peut être utile pour les femmes postménopausées à risque d'ostéoporose qui ne peuvent recourir aux bisphosphonates ou à l'HTS.

Q. : À 54 ans, j'ai eu mes dernières règles et très peu de symptômes ménopausiques. J'ai maintenant 57 ans et j'ai des bouffées de chaleur intenses. J'aimerais essayer l'HTS, mais j'ai lu que cela ferait réapparaître les règles. Est-ce vrai ?

R. : Dans la plupart des HTS les plus couramment prescrites pour les femmes qui traversent la ménopause, les œstrogènes sont administrés tous les jours et les progestatifs pendant 10 à 12 jours, ce qui provoque chaque mois des règles de privation semblables aux règles naturelles. Cependant, vous pouvez prendre les progestatifs et les œstrogènes quotidiennement (HTS combinée continue) pour soulager vos symptômes sans avoir de règles. La tibolone est un comprimé quotidien qui combine les propriétés des œstrogènes et des progestatifs.

Ces méthodes sont les plus appropriées pour les femmes qui débutent une HTS plusieurs années après la ménopause. Elles ne conviennent pas aux femmes plus jeunes, car le saignement irrégulier est un effet secondaire courant. Pour les symptômes plus légers, les traitements non hormonaux tels les phytœstrogènes pourraient suffire.

Q. : L'HTS peut-elle interférer avec d'autres médicaments ?

R. : L'HTS est rarement affectée par les autres médicaments que vous prenez. Quelques-uns d'entre eux ont un effet sur la façon dont votre foie dégrade les hormones, ce qui peut rendre l'HTS moins efficace. Cette situation est plus susceptible de se produire si, dans le cadre de votre HTS, vous recourez aux comprimés plutôt qu'aux timbres ou aux implants. Les médicaments qui peuvent avoir cet effet sont certains de ceux qui sont habituellement prescrits pour traiter l'épilepsie, comme la phénytoïne ou la carbamazépine. Certains antibiotiques ont un effet similaire. Le traitement au millepertuis ou herbe de la Saint-Jean pourrait aussi interagir avec l'HTS. Vérifiez toujours avec votre médecin si vous avez un doute sur ce que vous prenez.

Q. : J'ai lu que l'HTS fait augmenter le risque de thrombose. Dois-je cesser l'HTS quand je prends l'avion ?

R. : L'HTS accroît le risque de caillot sanguin dans les jambes (thrombose veineuse profonde ou TVP) ou dans les poumons (embolie pulmonaire). Ceci signifie que les femmes qui suivent une HTS sont à risque accru de caillot sanguin lors d'un vol long courrier ou en d'autres circonstances exigeant une station assise prolongée dans des conditions d'exiguïté. Le conseil de base pour éviter les TVP quand vous prenez l'avion, c'est de vous lever et de marcher régulièrement dans les allées, de boire beaucoup d'eau et de porter des bas de support. Lorsque êtes assise dans l'avion, bougez votre cou de droite à gauche et de haut en bas, et fléchissez vos chevilles et vos poignets fréquemment, afin de conserver une bonne circulation sanguine.

Q. : J'ai 62 ans et j'aimerais arrêter l'HTS que je suis depuis dix ans. Est-ce que je peux le faire immédiatement ?
R. : Un arrêt brusque d'HTS peut entraîner le retour des symptômes. Pour éviter cela, vous devriez cesser l'HTS graduellement sur une période de deux à trois mois, sous la supervision de votre médecin.

Q. : J'ai 49 ans et j'ai commencé l'HTS il y a six mois. Avant l'HTS, j'avais des bouffées de chaleur terribles et des règles n'importe quand. Bien que l'HTS ait soulagé ces symptômes, je ne suis pas entièrement satisfaite. Chaque mois, lors du traitement de progestatifs, je me sens ballonnée et j'ai des maux de tête – des symptômes semblables à ceux précédant mes règles avant l'HTS. Je ne sais pas ce qui est pire : arrêter l'HTS et ravoir les bouffées de chaleur, ou continuer l'HTS et me sentir aussi mal pendant deux jours toutes les quatre semaines. Existe-t-il un autre type d'HTS que je pourrais suivre ?
R. : Certaines femmes sont très sensibles pendant la phase de prise de progestatifs de l'HTS combinée séquentielle, surtout celles qui ont eu des symptômes prémenstruels dans le passé. Parfois, changer de type de progestatifs peut aider; vous pouvez, par exemple, passer de la noréthistérone à la dydrogestérone. Sinon, essayez les timbres combinés séquentiels; les formes non orales contiennent des doses plus faibles

d'hormones comparativement aux préparations orales. Les effets secondaires progestogéniques sont moins susceptibles de survenir avec l'HTS combinée continue, d'une part parce que la dose de progestatifs est plus faible lorsqu'elle est prise quotidiennement, d'autre part parce que la prise continue de progestatifs cause moins d'effets secondaires que la prise cyclique. Le système intra-utérin aux progestatifs est une autre option à envisager. Certaines femmes préfèrent les traitements à base de progestérones naturelles disponibles sur ordonnance, comme les gels et ovules vaginaux ou les suppositoires, mais la somnolence est un problème courant.

Glossaire

Aménorrhée : absence de règles.

Climatère : transition vers la ménopause.

COC : contraceptif oral combiné (pilule contraceptive).

DEXA : absorptiométrie biénergétique à rayons X (*Dual Energy X-ray Absorptiometry*) – appareil utilisant des rayons X de faible intensité pour mesurer la densité minérale osseuse du squelette.

Endomètre : muqueuse utérine qui s'épaissit sous l'action des œstrogènes.

Glandes de Bartholin : deux petites glandes qui secrètent du mucus, situées de part et d'autre de l'orifice vaginal.

HERS : *Heart and Estrogen/Progestin Replacement Study* (HERS, 1998). La HERS a été conçue pour étudier l'effet de l'HTS sur l'incidence de problèmes cardiaques récurrents chez les femmes qui ont déjà eu une maladie du cœur.

Hormone folliculostimulante (FSH) : hormone secrétée par l'hypophyse logée dans le cerveau; chez la femme, elle stimule la croissance du follicule ovarien.

Hormone lutéinisante (LH) : hormone produite par l'hypophyse qui stimule le développement du corps jaune dans les ovaires.

HTS à cycle long : régime d'HTS dans lequel les œstrogènes sont pris chaque jour et les progestatifs, tous les trois mois; de ce fait, les règles de privation surviennent quatre fois par an.

HTS combinée continue : régime d'HTS dans lequel les œstrogènes et les progestatifs sont pris quotidiennement; ce traitement « sans règles » convient particulièrement aux femmes après la ménopause.

HTS combinée séquentielle : régime d'HTS dans lequel les œstrogènes sont pris chaque jour et les progestatifs pendant deux jours toutes les quatre semaines, ce qui provoque 13 règles de privation par an.

HTS : hormonothérapie substitutive.

ISRS : inhibiteurs sélectifs de la recapture de la sérotonine – les ISRS forment un groupe de médicaments approuvés pour le traitement de la dépression, dont la fluoxétine (Prozac).

Médicament approuvé : lorsque les compagnies pharmaceutiques élaborent un nouveau médicament, elles entreprennent des études pour vérifier la sûreté et l'efficacité du médicament pour l'usage auquel il est destiné. Une fois qu'il a été approuvé par les organismes de régulation, le médicament peut alors être prescrit pour son usage « approuvé ». Cependant, une fois que le médicament a été largement utilisé, il peut se révéler sûr et efficace pour traiter d'autres maladies. Un médecin peut donc prescrire le médicament pour différentes maladies, à condition d'informer le patient sur le fait que le médicament n'a pas été approuvé pour ce nouvel usage.

La plupart des médecins ne prescriront les médicaments « non approuvés » que s'il y a un organisme spécialisé qui appuie l'utilisation de ces médicaments à ces fins. Par exemple, le système intra-utérin au lévonorgestrel (Mirena®) est approuvé au Royaume-Uni pour la contraception et le traitement des règles abondantes. Toutefois, les médecins peuvent trouver que le SIU est sécuritaire et efficace comme composant progestatif d'une HTS et le prescrire en tant que traitement « non approuvé » pour cette indication.

Ménopause : étape de la vie où une femme a ses dernières règles.

Ménopause précoce : ménopause avant l'âge de 40 ans, naturelle ou chirurgicale; les femmes qui ont une ménopause précoce non traitée sont à plus haut risque de maladie du cœur et d'ostéoporose que les femmes dont la ménopause survient dans le délai normal.

Minipilule : nom courant de la pilule contraceptive aux progestatifs seuls (pilule progestative).

MPA : acétate de médroxyprogestérone – un type de progestatifs utilisé en HTS et pour la contraception.

MSRE ou SERM : modulateur sélectif des récepteurs œstrogéniques – les MSRE forment un groupe relativement nouveau de médicaments dont fait partie le raloxifène (Evista); ces médicaments de synthèse simulent les effets des œstrogènes sur les os, faisant accroître la masse osseuse et réduire le risque de fracture de la colonne vertébrale.

Œstrogène : hormone produite par les ovaires; la carence en œstrogènes après la ménopause est responsable de la plupart des symptômes associés à la ménopause.

Ostéoporose : terme général pour décrire tout processus maladif résultant en une réduction de la masse osseuse par unité de volume; en conséquence, les os sont plus fragiles.

Ovulation : rupture du follicule de De Graaf arrivé à maturité qui libère l'ovule de l'ovaire dans la trompe de Fallope.

Périménopause : période entre l'apparition des règles irrégulières/bouffées de chaleur et les années suivant les dernières règles, aussi appelée transition ménopausique.

Phytœstrogène : composé dérivé de plantes, telles que le soja et le trèfle rouge, ayant les propriétés des œstrogènes.

Placebo : traitement contenant aucun ingrédient actif, donné à une personne qui participe à un essai clinique, afin d'évaluer la performance d'un traitement actif.

Placebo, effet : amélioration notable de la santé d'une personne qui reçoit un placebo.

Postménopause : période qui suit l'arrêt définitif des règles.

Préménopause : période entre les premières et les dernières règles.

Progestatif : forme synthétique de la progestérone.

Progestérone : hormone produite par les ovaires qui prépare la muqueuse utérine à l'implantation d'un ovule fécondé; en THS, les progestérones sont nécessaires pour contrôler l'épaississement de la muqueuse utérine (endomètre) stimulé par les œstrogènes qui, sans surveillance, peut mener au cancer.

Règles de privation : à la fin d'un cycle de traitement de progestatifs, la baisse d'hormones provoque l'élimination et l'évacuation de la muqueuse utérine sous forme de règles de privation.

SAS : stéroïdes d'action sélective – les SAS forment un groupe relativement nouveau de médicaments dont fait partie la tibolone (Livial); ces médicaments de synthèse combinent les propriétés des œstrogènes, progestatifs et testostérones dans un seul comprimé.

SIU : système intra-utérin – un dispositif contenant des progestatifs qui est inséré dans l'utérus pour fournir un moyen de contraception et réduire les saignements menstruels; les progestatifs du SIU peuvent aussi être utilisés dans le cadre d'une HTS.

Syndrome de Down : maladie caractérisée par une variété d'anomalies physiques présentes à la naissance, y compris un handicap mental allant de modéré à grave ou une incapacité d'apprentissage.

Testostérone : hormone mâle produite dans les testicules et, dans une mesure moindre, dans une partie du cerveau de l'homme ainsi que de la femme.

Thrombose veineuse : caillot sanguin dans les veines, attaquant généralement les mollets; occasionnellement, un caillot sanguin dans une veine peut atteindre les poumons (embolie pulmonaire).

WHI (*Women's Health Initiative*) : étude menée aux États-Unis entre 1993 et 1998 sous l'égide des NIH (National Institutes of Health), reposant sur un ensemble d'essais cliniques et une étude observationnelle – la WHI avait pour objectif d'évaluer les risques et les avantages de l'hormonothérapie, ainsi que les effets des modifications alimentaires et des suppléments de calcium et de vitamine D, sur les maladies du cœur, les fractures des os et les cancers du sein et colorectal chez les femmes en postménopause. Plus de 160 000 femmes âgées de 50 à 79 ans ont participé à la WHI.

Index

17-alpha-dihydroéquiline **79**

ablation chirurgicale des ovaires **4, 38, 48 ,90**
acétate de mégestrol **139**
acné, comme effet secondaire de l'HTS **119**
Actonel (risédronate) **59, 61**
acupuncture **31**
Adcal **60**
Aerodiol **102**
affection abdominale inflammatoire **57**
âge à la ménopause **1, 48**
alendronate (Fosamax) **59, 61**
alimentation **27-30**
– apport de calcium **56**
– prévention de l'anémie **16**
– prévention de la constipation **18**
aliments riches en calcium **29**
alitement, risque d'ostéoporose **54**
allaitement maternel, effet sur le risque de cancer du sein **68**
aménorrhée **56, 161**
– risque d'ostéoporose **56-57**
analgésiques **16, 17**
analogues de vitamine D **61**
analyses de sang **147**
– diagnostic de la ménopause **12, 137**
anémie, prévention **16**
Angeliq **100-101**
angine et HTS **77**
anneau vaginal contraceptif **141**
– et HTS **80, 81, 82**
anorexie mentale, carence en œstrogènes **56-57**
antécédents familiaux
– de cancer du sein **69**
– de thrombose veineuse **131**
– d'ostéoporose **54, 55, 151**
antiacides, effet sur la gabapentine **138**
antibiotiques, interaction avec l'HTS **158**

anxiété, effet sur le sommeil **7**
aromathérapie **31**
arrêt de l'HTS **115-116**
arthrite, bienfaits de l'HTS **62**
aspirine **17, 134**
asthme, traitement aux stéroïdes **58**
athérosclérose **23, 74, 76**
athlètes, carence en œstrogènes **57**
attaques cérébrales **12-13, 24**
– ce qu'elles sont **73**
– et HTS **77, 131**
auto-examen des seins **33-34, 152-153**
avion, risque de thrombose **158-159**

bain de soleil, et timbres transdermiques **85**
ballonnement, comme effet secondaire de l'HTS **106, 107, 108**
bicarbonate de soude, comme traitement de la cystite **20**
biofeedback **31**
biopsie de l'endomètre **122, 123, 124**
bisphosphonates **59, 155-156, 157**
Bonviva (ibandronate) **59, 61**
bosse de sorcière **52**
bouffées de chaleur **5-6**
– autothérapie **14-15**
– bienfaits de l'HTS **49, 97**
– effet des contraceptifs oraux combinés **138**
– remèdes sans ordonnance **133-136**
– traitements non hormonaux sur ordonnance **133-134**

Cacit **60**
café **21, 56**
caillot sanguin (thrombose)
– antécédents familiaux **131**
– risques de l'HTS **42, 45, 64, 70, 71-72**
Calceos **60**
Calcichew **60**
calcitonine (Miacalcic) **61, 62**
calcitriol (Rocaltrol) **61**
calcium **26, 52**
– sources alimentaires **29**
calculs biliaires **129**
Calfovit D3 **60**
cancer de l'endomètre
– risque de l'HTS **38-39, 45, 64, 67, 77, 106**
– utilisation de l'HTS **126**
cancer de l'ovaire **128**
– risque de l'HTS **77**
cancer du col de l'utérus **126**
carbamazépine **158**
carence en œstrogènes, effets à long terme **12, 13**
carence en vitamine A **22**
Cerazette **142**
changements au mode de vie
– alimentation **27-30**
– consommation d'alcool **30**
– contrôle du poids **31**
– exercice **25-27**
– tabac **31**
cheveux secs **9, 21**
chimiothérapie, ménopause précoce **48**

chirurgie, prévention de thrombose veineuse **71-72**
cholestérol, taux élevé dans le sang **75, 127**
chute **25**
citrate de sodium **21**
Climagest **100-101**
climatère **161**
Climaval **102**
Climesse **101-102**
clonidine **138**
Clyclogest **93**
coït interrompu **146**
cône vaginal **20-21**
consommation d'alcool **23, 30**
– risque de cancer du sein **68**
– risque d'ostéoporose **54-55**
consommation de caféine **21**
– lien avec l'ostéoporose **56**
consommation de liquides **21**
constipation **18**
contraceptifs aux progestatifs seuls **141-142**
contraceptifs injectables **139**
contraceptifs oraux combinés (COC) **138, 141, 142, 161**
contraception **131, 138**
– coït interrompu **146**
– dispositif intra-utérin au cuivre **144-145**
– éponge vaginale **145**
– et HTS **146**
– méthodes de barrière **145**
– méthodes hormonales **141-144**
– prise de conscience de la fertilité **146**
– jusque quand l'utiliser **5**
– spermicides **145**
– stérilisation **144**
contraception hormonale **141-144**
contraception orale **141-143**
– effet sur le risque d'ostéoporose **54, 58**
– prévention des bouffées de chaleur **138, 139**
crampes aux jambes, comme effet secondaire de l'HTS **118, 119**
Crinone, gel vaginal **92**
cycle menstruel **2, 4**
Cyclo-Progynova **100-101**
cystite **20**

défaillance rénale **127**
démence **13**
Depo-Provera (acétate de médroxyprogestérone-dépôt) **139, 142**
dépression **6, 7, 10, 153**
– autothérapie **23**
– comme effet secondaire de l'HTS **119, 120**
– effet sur le sommeil **7**
DEXA (absorptiométrie biénergétique à rayons X) **52, 53, 161**
diabète **55, 127**
– et risque de maladie du cœur **75**
– et risque de thrombose veineuse **71**
diagnostic de l'ostéoporose **53**

diagnostic de la ménopause 11-12, 147
diaphragmes 145
Didronel 59, 61
dienœstrol 79
difficulté de concentration 10
dispositifs intra-utérins (DIU) 144-145
– *voir* aussi système intra-utérin Mirena
dong quai 133-135
dosage d'œstrogènes et de progestatifs 111-112
douleurs abdominales, comme effet secondaire de l'HTS 119
douleurs articulaires 8
– autothérapie 17
douleurs musculaires 8
– autothérapie 17
Duphaston-HRT (dydrogestérone) 93
durée de l'HTS 49-50, 117
dydrogestérone (Duphaston-HRT) 93

échographie transvaginale (ETV) 121, 122, 123
écoulement du mamelon 36
Efexor (venlafaxine) 137
effets secondaires de l'HTS 80-81
– effet de l'HTS à cycle long 107-108
– effet des œstrogènes 118-119
– effet des progestatifs 119-120
– effet des timbres transdermiques 86-87
– maux de tête 126
– prise de poids 124-125
– saignement 120-125
Elleste 100-101, 102
embolie pulmonaire 70, 158, 166
endomètre 161
– modifications durant le cycle menstruel 2
endométriose 106, 129
endorphines 16
enfance, prévention de l'ostéoporose 24
épilepsie 127
– médicaments 158
éponge vaginale 145
équiline 79
essais cliniques sur l'HTS 40-44, 149
Estracombi 100-101
Estraderm 102
Estring 103
éthinylœstadiol 79
étidronate 59, 61
études observationnelles, HTS 40-41
études sur l'HTS 40-44, 149
évanouissement 7
Evista (raloxifène) 61, 62, 96, 103, 156-157, 164
Evorel 100-101, 102
exercice de mise en charge 25-26, 56
exercice
– bienfaits 15, 16, 17, 25-27
– et risque d'ostéoporose 56

exercices de Kegel 18
exercices du plancher pelvien 18-21

facteur V Leiden 72
facteurs de risque pour
– cancer du sein 67-69
– maladie du cœur 75
– thrombose veineuse 71
– ostéoporose 54-58
fatigue 10, 15, 153
fausse couche 140
Femapak 100-101
Fematrix 102
Fémidon 145
Femoston 100-101
Femseven 100-101, 102
Femtab 100-101, 102
fibrillation auriculaire 75
fibromes 123, 129
fluoxétine (Prozac) 137, 139
Forsteo (tériparatide) 61, 62
Fosamax (alendronate) 59, 61
Fosovance 59, 61
fractures 13, 24, 25, 26, 28, 42, 45, 50, 51, 52, 53, 54, 58
– colonne vertébrale 24, 53, 62
– hanche 24, 51, 55
– poignet 51
– *voir* aussi ostéoporose
frottis 34-35

gabapentine 137-138
gels 67, 87, 93, 98
gels lubrifiants 17
ginseng 133
glandes de Bartholin 18, 161
glucosamine 17
grossesse 140
– effet de l'HTS 128, 132
– effet sur le risque de cancer du sein 68
– effet sur le risque d'ostéoporose 54, 59
gymnastes, carence en œstrogènes 57

Harmogen 102
hémorragie cérébrale 69
hémorragie intracérébrale 73
hémorragie sous-arachnoïdienne 73
herbe de Saint-Christophe 134
HERS (Heart and Estrogen/Progestin Replacement Study) 40, 41, 44, 161
homéopathie 31
hormone folliculostimulante (FSH) 162
– analyses de sang 12
hormone lutéinisante (LH) 162
– analyses de sang 12
– changements pendant le cycle menstruel 2
hormones, changements pendant le cycle menstruel 2, 4
Hormonin 102
HTS (hormonothérapie substitutive) 37, 107, 150-151, 162
– arrêt 115-116, 117, 159
– avantages 39-45, 62-63, 149
– ménopause précoce 48-49

– prévention de l'ostéoporose **50**
– symptômes ménopausiques **49**
– combinaisons d'œstrogènes et progestatifs **100-101**
– combinée continue **108-110**
– combinée séquentielle **106-108**
– comprimés oraux **82-84, 98**
– contraception **147**
– durée du traitement **49-50, 117, 150**
– effets secondaires **118-126, 159-160**
– efficacité des différents agents **97**
– gel **87, 98**
– historique **37-38**
– implants **89-91, 99**
– importance des progestatifs **39, 81-82, 106, 113**
– interaction avec d'autres médicaments **158**
– patientes atteintes du cancer **69**
– préparations de progestatifs **80, 81, 92-94, 95**
– préparations d'œstrogènes **79-81**
– préparations d'œstrogènes seuls **102**
– préparations vaginales **69, 80, 81, 92-93, 99**
– prise continue d'œstrogènes **110-111**
– prise cyclique d'œstrogènes **110**
– quand commencer **111**
– quel est le bon dosage **112, 113**
– qui peut la suivre et qui ne le peut pas **127-132**
– raloxifène (Evista) **60 ,61, 62, 96, 97, 156-157**
– résultats des études **40-44, 149**
– risques **38-46, 64, 78, 97, 149, 155**
– cancer de l'ovaire **77**
– cancer de l'utérus **77**
– cancer du sein **65-69**
– infarctus et attaques cérébrales **72-77**
– thrombose veineuse **70-72, 158-159**
– tibolone (Livial) **96**
– timbres transdermiques **67, 84-87, 99**
– vaporisateur nasal **88, 98-99**
HTS à cycle long **107-108, 162**
HTS à long terme **114-115, 117**
HTS à vie **115, 117**
HTS combinée continue **108-110, 113, 162**
HTS combinée séquentielle **106-108, 113, 162**
HTS cyclique (combinée séquentielle) **106-108**
HTS sans règles **81-82, 108-110, 157-158**
– tibolone **96**
huile d'onagre **119, 133-135**

hydroxyethylcellulose **22**
hypertension **71, 127**
– et risque de maladie du cœur **75**
– et risque de thrombose **71**
hypromellose **22**
hystérectomie, âge à la ménopause **48**
hystéroscopie **123-124**

ibandronate (Bonviva) **59, 61**
ibuprofène **17**
Implanon **143**
Implants **89-91, 99**
– contraception **143**
– en arrêtant l'HTS **116**
implants d'œstrogène **89-91**
incontinence urinaire **9**
– autothérapie **18-21**
indice de la masse corporelle (IMC) **31, 32, 55**
– lien avec le risque de cancer du sein **68**
Indivina **100-101**
infarctus, et HTS **77**
Infections urinaires **9, 20, 21**
inhibiteurs de la monoamine-oxydase (IMAO) **135**
inhibiteurs sélectifs de la recapture de la sérotonine *voir* ISRS
isoflavones **133**
ISRS (inhibiteurs sélectifs de la recapture de la sérotonine) **69, 137, 162**

jaunisse, et HTS **131**
jus de canneberge **21**

Kliofem **100-101**
Kliovance **100-101**
KY Jelly **17**

lait, comme source de calcium **28, 29**
larmes artificielles **22**
latex, allergie au, utilisation de préservatifs **145**
léthargie **10**
lévonorgestrel, système intra-utérin Mirena **80, 93, 94, 95, 100-101, 110, 129, 143-144, 163**
libido, perte de **8-9, 17-18, 153**
– implant de testostérone **90**
Livial (tibolone) **96,103**
lumière du jour, stimulation de la production de vitamine D **54-57**

mal de dos **24**
– comme effet secondaire de l'HTS **119**
maladie cœliaque **57, 127**
maladie de Crohn **127**
maladie de Parkinson **22**
maladie du cœur **12, 13, 23-24**
– athérosclérose **74**
– facteurs de risque **71**
maladie du foie **57, 127, 130-131**
maladies thyroïdiennes **22, 57, 128**

mammographie **34, 36**
marche, valeur en tant qu'exercice **25**
masse osseuse **24**
– effet de la consommation d'alcool **30**
– effet des contraceptifs oraux combinés **141**
– *voir* aussi ostéoporose
maux de tête **7-8**
– autothérapie **16**
– comme effet secondaire de l'HTS **126**
médicaments approuvés **162-163**
mélanome malin **127**
ménopause précoce **1, 115 ,163**
– bienfaits de l'HTS **48-49, 63**
– risques **13, 67-68**
ménopause, qu'est-ce que la **1, 163**
Menoring **102**
mestranol **79**
méthodes contraceptive de barrière **145**
méthode du retrait **146**
méthodes de contraception naturelle **146**
Miacalcic (calcitonine) **59, 61**
Micronor-HRT (noréthistérone) **93**
migraine **7-8, 128**
– autothérapie **16**
– comme effet secondaire de l'HTS **126**
– vaporisateur nasal **88**
Millepertuis (herbe de la Saint-Jean) **158**
Million Women Study **40**
minipilule (pilule progestative) **142, 163**
Mirena (système intra-utérin) **93, 94 ,95, 110, 129, 143-144, 147**
MPA (acétate de médroxyprogestérone) **43, 44, 75, 78 ,93, 100-101, 139, 142, 149, 155, 163**
MSRE ou SERM (modulateur sélectif des récepteurs œstrogéniques) **61, 62, 96, 104, 156, 164**
muqueuse utérine *voir* endomètre

natation **17, 26**
– et timbres transdermiques **84-85**
nausée, comme effet secondaire de l'HTS **84, 118**
nodules du sein **36, 152-153**
– utilisation de l'HTS **128**
noréthistérone
– contraception (Noristerat) **142**
– Micronor-HRT **93**
Novofem **100-101**
Nuvelle **100-101**

œstradiol **79**
– utilisation en HTS **44, 100-101**
œstriol **79**
Œstrogel **102**
œstrogènes **164**
– alimentation **27**

– changements au cours d'une vie **3**
– changements pendant le cycle menstruel **2, 4**
– comprimés **82, 83**
– effets secondaires **118**
– effets sur les os **17**
– gel **87** [ndt. : et non 1]
– préparations vaginales **88-89, 92**
– prise continue **110-111**
– prise cyclique **110**
– production dans la graisse **22, 31**
– risque de cancer de l'endomètre **38-39, 97**
– risque de cancer du sein **65-66, 97**
– taux à la préménopause **4**
– vaporisateur nasal **88**
– *voir* aussi HTS **79-80**
œstrogènes de synthèse **79, 80**
œstrogènes équins conjugués **38, 43, 44, 80, 149, 155**
– et risque du cancer du sein **78**
œstrogènes naturels **79**
œstrone **79**
origines ethniques, effet sur le risque d'ostéoporose **58**
Ortho-Gynest **103**
ostéo-arthrite, bienfaits de l'HTS **62**
ostéopathie **31**
ostéoporose **13, 24, 115, 155-156, 164**
– bienfaits de l'HTS **37, 52-53, 97**
– bienfaits du raloxifène **98**
– diagnostic **53**
– facteurs de risque **54-58**
– consommation d'alcool **30**
– ménopause précoce **48, 68**
– facteurs protecteurs **54, 58-59**
– fractures **51**
– qu'est-ce que l'ostéoporose **50**
– solutions de rechange à l'HTS **59-62**
– suppléments diététiques **29-30**
otospongiose **129-130**
oubli de comprimés **83**
Ovestin **103**
ovulation **164**
ovules vaginaux **80, 92, 93**

palpitations **7**
paracétamol **17**
paroxétine (Seroxat) **137**
patientes atteintes du cancer du sein, utilisation de l'HTS **69, 130**
peau
– production de vitamine D **57**
– sécheresse **9**
– soins **21**
périménopause **164**
personnalité, et risque de maladie du cœur **75**
phénytoïne **158**
physiothérapie **31**
phytœstrogènes **134, 158, 164**

phytothérapie **31**
pic de la masse osseuse **24, 50**
placebo **164-165**
poids
– lien avec le risque de
– cancer du sein **68**
– maladies du cœur **75**
– thrombose veineuse **71**
– perte de poids **15, 17, 18, 25**
– poids santé **31, 32**
– prise de poids **10, 22-23**
– comme effet secondaire de l'HTS **124-125**
poisson, comme source de calcium et de vitamine D **28**
polyarthrite rhumatoïde **57, 128**
– bienfaits de l'HTS **62**
postménopause **165**
préliminaires **8, 17-18**
Premarin **102, 103, 155**
préménopause **165**
Premique **100-101, 155**
Prempak-C **100-101**
préparations d'œstrogènes **79-81**
préparations de progestatifs **81-82**
préparations vaginales d'œstrogènes **69, 80-82, 92, 99, 103, 111**
préparations vaginales de progestérones **92-94**
préservatifs **145**
prise continue d'œstrogènes **108-109**
prise cyclique d'œstrogènes **110**
prise de conscience de la fertilité, méthodes contraceptives **146**
problèmes conjugaux **11, 153**
problèmes de règles **5**
– autothérapie **61**
problèmes familiaux **11, 153**
problèmes sexuels **8-9, 153**
– autothérapie **17-18**
– implant de testostérone **90**
produits du soja **27, 134**
produits laitiers, comme source de calcium **28, 29**
progestatifs **165**
– comprimés **82-83**
– effets secondaires **119-120, 159-160**
– utilisation en HTS **39, 81-82, 106, 113**
– utilisation sans œstrogènes **139**
progestérones **165**
– analyses de sang **12**
– changements pendant le cycle menstruel **2, 4**
– crème à la progestérone naturelle **136**
progestérones naturelles **92-94, 136**
Progynova **102**
protection solaire **21**
Protelos (ranélate de strontium) **61, 62**
Provera (acétate de médroxyprogestérone) **93**
Prozac (fluoxétine) **136**

radiothérapie, ménopause précoce 1, 48
raloxifène (Evista) 61, 62, 96, 97, 103, 156, 157
ranélate de strontium (Protelos) 61, 62
rapports sexuels
– saignement subséquent 35
– douleurs 9, 17-18
régime, carence en œstrogènes 56-57
règles de privation 82, 83, 107, 116, 120, 147
règles
– abondantes 4 ,5, 16
– absence, risque d'ostéoporose 56-57
– changement du cycle menstruel 156
– douloureuses, autothérapie 16
– irrégulières 1, 5
– pendant l'HTS (règles de privation) 82, 83, 107, 116, 120, 147
– précoces 67
réglisse 133
relaxation, bienfaits 15
Replens 17
rétention de fluides, comme effet secondaire de l'HTS 118, 119
retour d'âge 1
risédronate (Actonel) 59, 61
risque d'attaque cérébrale, effet de l'HTS 40, 42, 45, 64, 72-75, 97, 115, 149
risque de cancer colorectal (cancer de l'intestin) 13
– effet de l'HTS 39, 42-43, 45, 63, 149
risque de cancer de l'intestin 13
– effet de l'HTS 39, 42-43, 45, 63
risque de cancer du sein à 13, 97
– et l'HTS 39-40, 41, 42, 45, 64, 65-69, 78, 114, 149-150
– et traitement au raloxifène 96-98, 156
– et traitement à la tibolone 96
risque de fracture, effet de l'HTS 42, 45, 150
risque de maladie du cœur 55, 97
– consommation d'alcool 30
– bienfaits de l'exercice 25-27
– effet de l'HTS 40, 42, 43, 44, 64, 72, 76, 78, 149
– ménopause précoce 49, 67-68
risques et avantages de l'HTS selon l'âge 41-2
Rocaltrol (calcitriol) 61

saignements vaginaux 132
– comme effet secondaire de l'HTS 108, 120-121
– durant un traitement à la tibolone 96
– quand consulter votre médecin 35
– enquête 112-16
Sandocal 60

Sandrena **102**
sautes d'humeur, comme effet secondaire de l'HTS **119-120**
sécheresse vaginale **8**
- autothérapie **117**
- effet de l'HTS **46, 91**
Senselle **17**
sensibilité des seins
- bienfaits de la tibolone **96**
- comme effet secondaire de l'HTS **118-119**
SERM *voir* MSRE
Seroxat (paroxétine) **137**
SIU **163**
- *voir* aussi système intra-utérin Mirena
spéculum **35**
spermicides **145**
Stanford Study **44**
stérilisation **144**
stéroïdes d'action sélective (SAS) **96, 103, 165**
stéroïdes, risque d'ostéoporose **58**
suées **5-7**
- autothérapie **14-15**
- bienfaits de l'HTS **49, 97**
suppléments d'huile de poisson **17**
suppléments de calcium **28, 60**
suppléments de vitamine D **28, 60**
symptômes de la ménopause **5-11, 13, 156**
- autothérapie **14-23**
- efficacité de l'HTS **37, 49**
symptômes émotionnels **10**
- autothérapie **23**
- *voir* aussi dépression
symptômes prémenstruels **8**
- comme effet secondaire de l'HTS **119**
symptômes urinaires **9**
- autothérapie **18-21**
- effet de l'HTS **49**
syndrome de Cushing **57**
syndrome de Down **140, 166**
syndrome de Sjögren **22**

tabac **24, 31**
- risque d'ostéoporose **55**
tachyphylaxie **91**
tériparatide (Forsteo) **59, 61 ,62**
testostérones **165**
- implants **90**
tests de dépistage
- nodules du sein **33-34**
- frottis vaginal **34-35, 36**
thé **14, 21, 56**
thérapie diurétique **137**
thrombose veineuse **166**
- antécédents familiaux **131**
- ce qu'elle est **70**
- risque lié à un traitement au raloxifène **104, 157**
- risque lié à l'utilisation de l'HTS **42, 45, 64, 71, 75, 78, 97, 115, 149, 158-159**
thrombose veineuse profonde (TVP) **70, 156**
- *voir* aussi thrombose veineuse
thrombose
- comme cause d'attaque cérébrale **73**

– *voir* aussi caillots sanguins; thrombose veineuse
tibolone (Livial) **96, 97, 103, 157, 165**
timbre contraceptif **141**
timbre transdermique matrix **84**
timbres réservoirs **84**
timbres transdermiques **67, 84-87, 98**
– d'œstrogènes **78-9**
toux, fuite urinaire **9**
traitements complémentaires **31**
traitements de l'endométriose **57**
traitements du cancer, ménopause précoce **1, 48**
trèfle rouge **134**
Tridestra **100-101**
Trisequens **100-101**
troubles du sommeil **6, 7, 13**
– autothérapie **15**
troubles gastriques, comme effet secondaire à l'HTS **119**

unité d'alcool **30, 55**

Vagifem **103**
valvulopathie **128**
vaporisateur nasal **61, 80, 88, 98-99**
varices, risque de thrombose veineuse **71**
vasectomie **144**
vélo **17**
venlafaxine (Efexor) **137**
vêtements **14**
vitamine D **28**
– produite dans la peau **57**
vitamine E **133**

warfarine **135**
Women's Health Initiative (WHI) **40, 41-42, 44, 75-76, 166**

yeux secs **10**
– autothérapie **22**

Zumenon **102**

Vos pages

Nous avons inclus les pages ci-après en vue de vous aider à gérer votre maladie et son traitement.

Avant de fixer un rendez-vous avec votre médecin de famille, il serait utile de dresser une courte liste des questions que vous voulez poser et des choses que vous ne comprenez pas afin de ne rien oublier.

Certaines des sections peuvent ne pas s'appliquer à votre cas.

Soins de santé : personnes-ressources

Nom :

Titre :

Travail :

Tél. :

Nom :

Titre :

Travail :

Tél. :

Nom :

Titre :

Travail :

Tél. :

Nom :

Titre :

Travail :

Tél. :

Antécédents importants – maladies/opérations/recherches/traitements

Événement	Mois	Année	Âge (alors)

Rendez-vous pour soins de santé

Nom :

Endroit :

Date :

Heure :

Tél. :

Nom :

Endroit :

Date :

Heure :

Tél. :

Nom :

Endroit :

Date :

Heure :

Tél. :

Nom :

Endroit :

Date :

Heure :

Tél. :

Rendez-vous pour soins de santé

Nom :

Endroit :

Date :

Heure :

Tél. :

Nom :

Endroit :

Date :

Heure :

Tél. :

Nom :

Endroit :

Date :

Heure :

Tél. :

Nom :

Endroit :

Date :

Heure :

Tél. :

Médicament(s) actuellement prescrit(s) par votre médecin

Nom du médicament :

Raison :

Dose et fréquence :

Début de l'ordonnance :

Fin de l'ordonnance :

Nom du médicament :

Raison :

Dose et fréquence :

Début de l'ordonnance :

Fin de l'ordonnance :

Nom du médicament :

Raison :

Dose et fréquence :

Début de l'ordonnance :

Fin de l'ordonnance :

Nom du médicament :

Raison :

Dose et fréquence :

Début de l'ordonnance :

Fin de l'ordonnance :

Autres médicaments/suppléments que vous prenez sans une ordonnance de votre médecin

Nom du médicament/traitement :

Raison :

Dose et fréquence :

Début de la prise :

Fin de la prise :

Nom du médicament/traitement :

Raison :

Dose et fréquence :

Début de la prise :

Fin de la prise :

Nom du médicament/traitement :

Raison :

Dose et fréquence :

Début de la prise :

Fin de la prise :

Nom du médicament/traitement :

Raison :

Dose et fréquence :

Début de la prise :

Fin de la prise :

Questions à poser lors des prochains rendez-vous

(Note : N'oubliez pas que le temps que peut vous consacrer votre médecin est limité. Il est donc préférable d'éviter les longues listes de questions.)

Questions à poser lors des prochains rendez-vous

(Note : N'oubliez pas que le temps que peut vous consacrer votre médecin est limité. Il est donc préférable d'éviter les longues listes de questions.)

Notes

Notes

Notes

Notes